KARINA REICHL

# Fräulein Grüns WOHLFÜHL Kräuter

KARINA REICHL

# Fräulein Grüns WOHLFÜHL Kräuter

Natürliche Wege zu
mehr Gelassenheit, Energie
und Ausgeglichenheit

INTEGRAL

# Inhalt



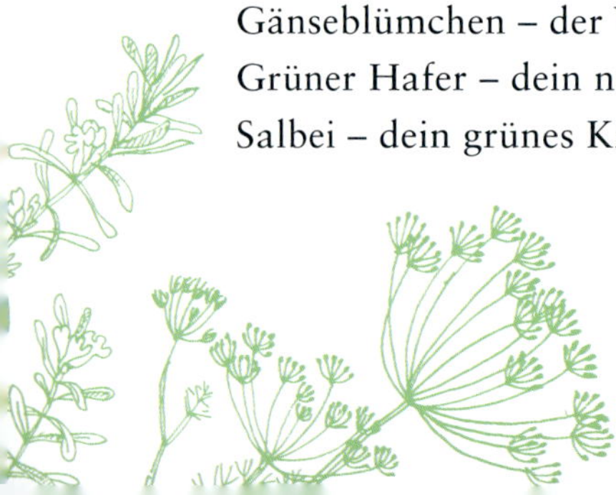

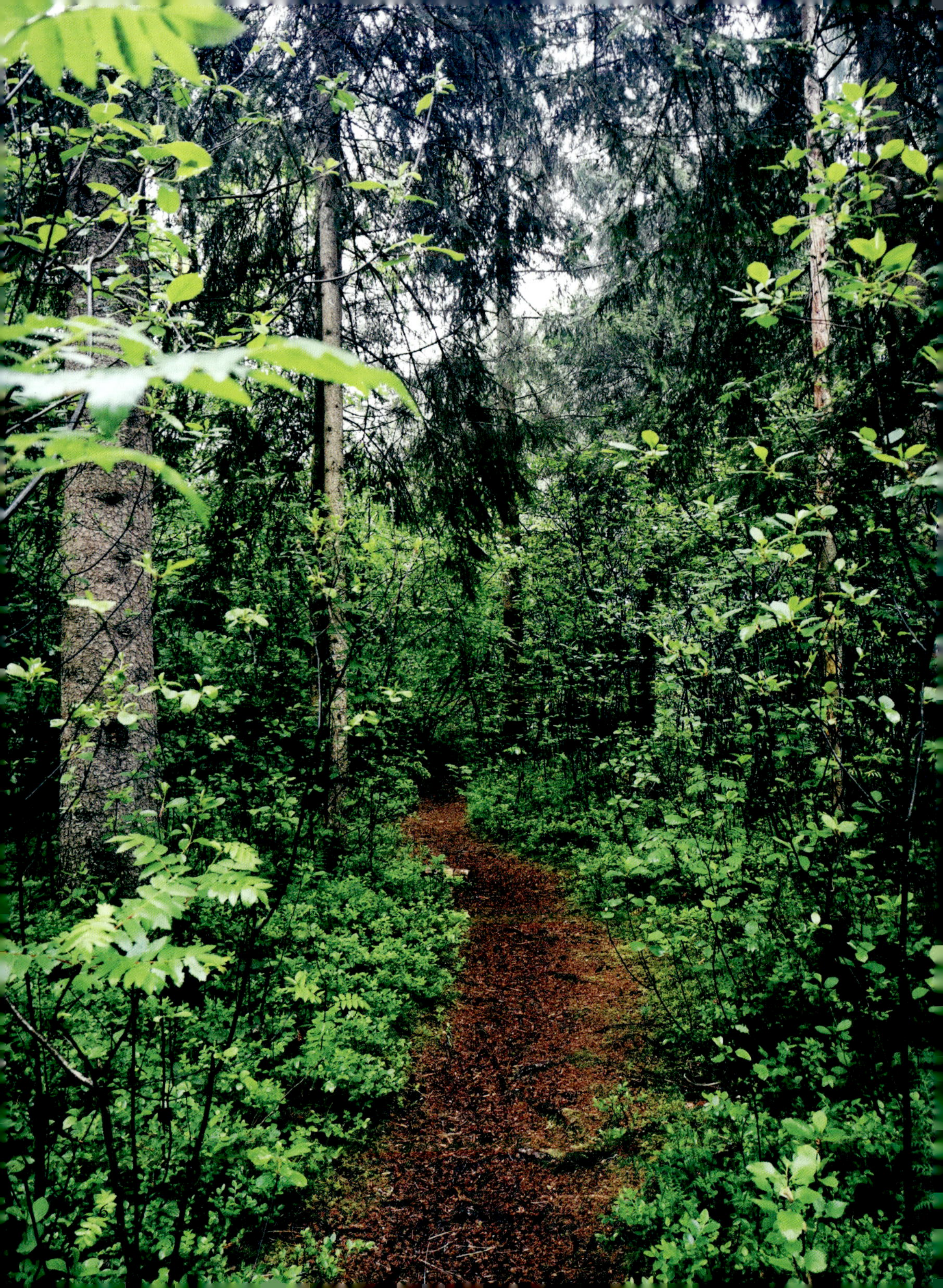

# Die Natur, ihre Kräuter & Heilpflanzen

Du spürst es sofort. Dein Atem verlangsamt sich und wird gleichmäßiger, deine Gedanken ordnen sich, deine Bewegungen werden ruhiger und sogar deine Wahrnehmung verschärft sich. Das alles passiert bei einem Spaziergang in der Natur. Du musst dafür gar nicht viel machen, einfach nur rausgehen – und schon beginnt das Grün um dich herum zu wirken, auf dich zu wirken. Es ist die »natürlichste« Sache der Welt, dass uns die Natur mit ihrer Pflanzenwelt ein Gefühl des Wohlbehagens, der Geborgenheit und vor allem der Sicherheit schenkt. Denn ja, wir sind Natur. Auch wenn wir das oft vergessen. Dass wir uns von ihr abschotten, dass wir hinter Mauern leben, in verschlossenen Räumen, das ist wider unsere Natur. Kannst du dir vorstellen, dass es einen negativen Einfluss auf unsere Seele, unseren Geist und in weiterer Folge auch auf unseren Körper, unsere Gesundheit hat? Es ist ja nur zu logisch: Wir leben heute weitgehend getrennt von dem, was ein Teil von uns ist.

## HINEIN INS WAHRE LEBEN

Dieses Buch ist nur für dich. Es will dich bei der Hand nehmen und dich wieder dahin zurückführen, wo du dich sicher und voller Kraft fühlen kannst. Deine leeren Energietanks werden sich füllen, wenn du den Hinweisen hier folgst, und du wirst ein Gefühl der Freude, des Glücks empfinden. Denn genau das schenkt uns die Natur und speziell ihre Kräuter und Heilpflanzen.

Hast du Lust, ein altbekanntes Empfinden wiederzuentdecken? Auch wenn du es schon vor langer Zeit verloren hast, es schlummert in dir: das Gefühl, dass du genügend Kraft hast, um freudig jeden Tag und jede Situation zu meistern. Genau das kann dir die Beschäftigung mit Wohlfühlkräutern geben.

Was im Moment für dich vielleicht nach einem übergroßen Versprechen klingt, kann ich dir deshalb vermitteln, weil ich es selbst erlebt habe. Ich kenne diese Tage, die einer wie der andere von einer »Das muss ich auch noch machen«-Liste geprägt sind. Sie hatten mich beinahe zerstört – und dann fand ich meinen Weg zurück zur Natur. Zurück zu meiner Kraft.

Egal, ob in der Arbeit oder in der Freizeit: Es wird viel von uns verlangt. Aber am meisten verlangen wir selbst von uns. Und genau das macht uns auf Dauer krank. Der Druck liegt uns wie ein großer, kalter Stein auf der Brust. Es scheint, als könne man ihn keinesfalls allein wegbewegen. Doch die gute Nachricht ist: Das musst du auch nicht. Die Natur und ihre Pflanzen stehen dir zur Seite, wenn du sie lässt.

In diesem Buch zeige ich dir zwölf Kräuter, die dich in deinem Leben bei den unterschiedlichsten Herausforderungen unterstützen können. Du wirst dich bei den Beschreibungen in den einzelnen Kapiteln sicher immer mal wiedererkennen und wissen: Das ist mein Kraut. Das ist mein Helfer! Anhand einfacher Rezepte kannst du dann damit beginnen, dein Seelenkraut, deinen Seelenfreund in dein Leben zu integrieren. Es ist kein großer Aufwand. Ganz im Gegenteil. Es liegt ja in unserer Natur, Kräuter zu verwenden und uns mit der Natur zu verbinden. Kräuter und Heilpflanzen waren immer schon ein Teil der seelischen Heilung, ob bei Hippokrates, Hildegard von Bingen oder Paracelsus. Kräuter für das Seelenwohl sind keine neue Erfindung, und ich werde dir im ersten Teil des Buches zwei bekannte Methoden vorstellen, bei denen Kräuter als Seelenheiler eingesetzt werden. Bei den Rezepten später findest du dann weitere Möglichkeiten, kräuter-heil-aktiv zu werden.

Seit wir Menschen existieren, leben wir mit der Natur und den Pflanzen. Die Lebenszeit unserer gegenwärtigen Generationen, die getrennt von ihr durchzukommen versuchen, misst im Vergleich zum Rest der naturverbundenen Menschheitsgeschichte nur einen Wimpernschlag. Deswegen hast du gewissermaßen grünes Blut in dir. Es pulsiert bereits und möchte wieder kraftvoll fließen dürfen.

# KRÄUTER ERLEBEN, RIECHEN, SCHMECKEN, FÜHLEN

Ich lade dich auf eine Reise mit mir ein, die dein Leben wieder in seine natürlichen Bahnen lenken kann. Ich werde dir zeigen, dass du mit einem Spaziergang in der Natur, mit eigenen Pflanzen in deinem Zuhause und mit zwölf potenziellen Seelenfreunden aus dem Reich der Kräuter Erholung und Abstand vom oft zermürbenden Alltag finden kannst. Damit meine ich nicht, dass du diesem Alltag den Rücken kehren musst. Nein, es geht darum, ihn besser zu meistern und durch die Erfahrungen in der Natur und die Erlebnisse mit den Heilpflanzen zu erkennen, was weiterhin Platz in deinem Leben haben darf oder wovon du dich besser verabschieden solltest.

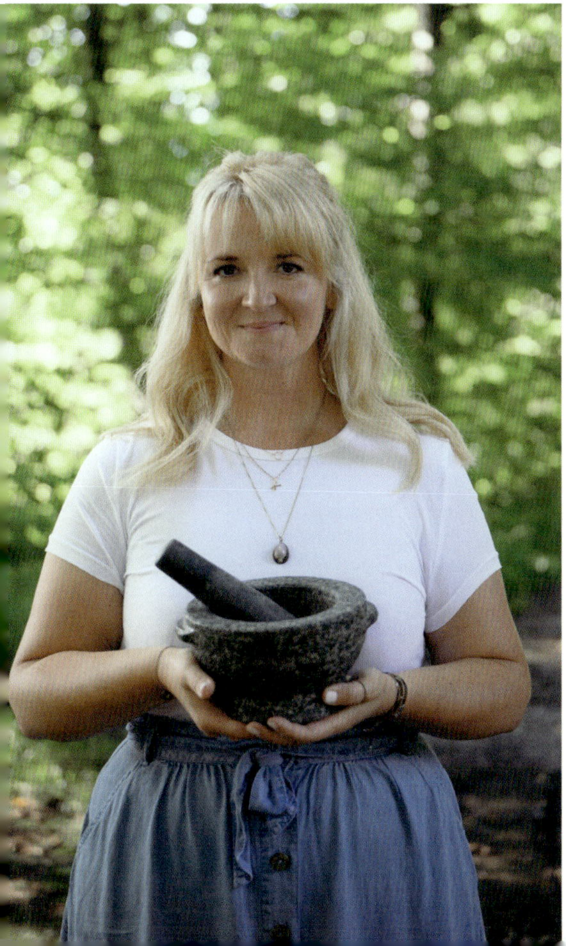

Es bedeutet mir die Welt, dass du dieses Buch in deinen Händen hältst. Das heißt nämlich für mich, dass du bereit bist einzutauchen, zu lernen und zu staunen, was da alles an Kraft und Wohlgefühl vor deiner Haustür auf dich wartet. Genau das ist es, was ich mir zur Aufgabe gemacht habe: Menschen wie dir zu zeigen, wie einfach es ist, sein eigenes Leben auf ein Level von Naturverbundenheit und Seelenkraft zu heben und es mit Kräutern und Heilpflanzen ganzheitlich zu verbessern.

Viel Freude damit!

*Karina*

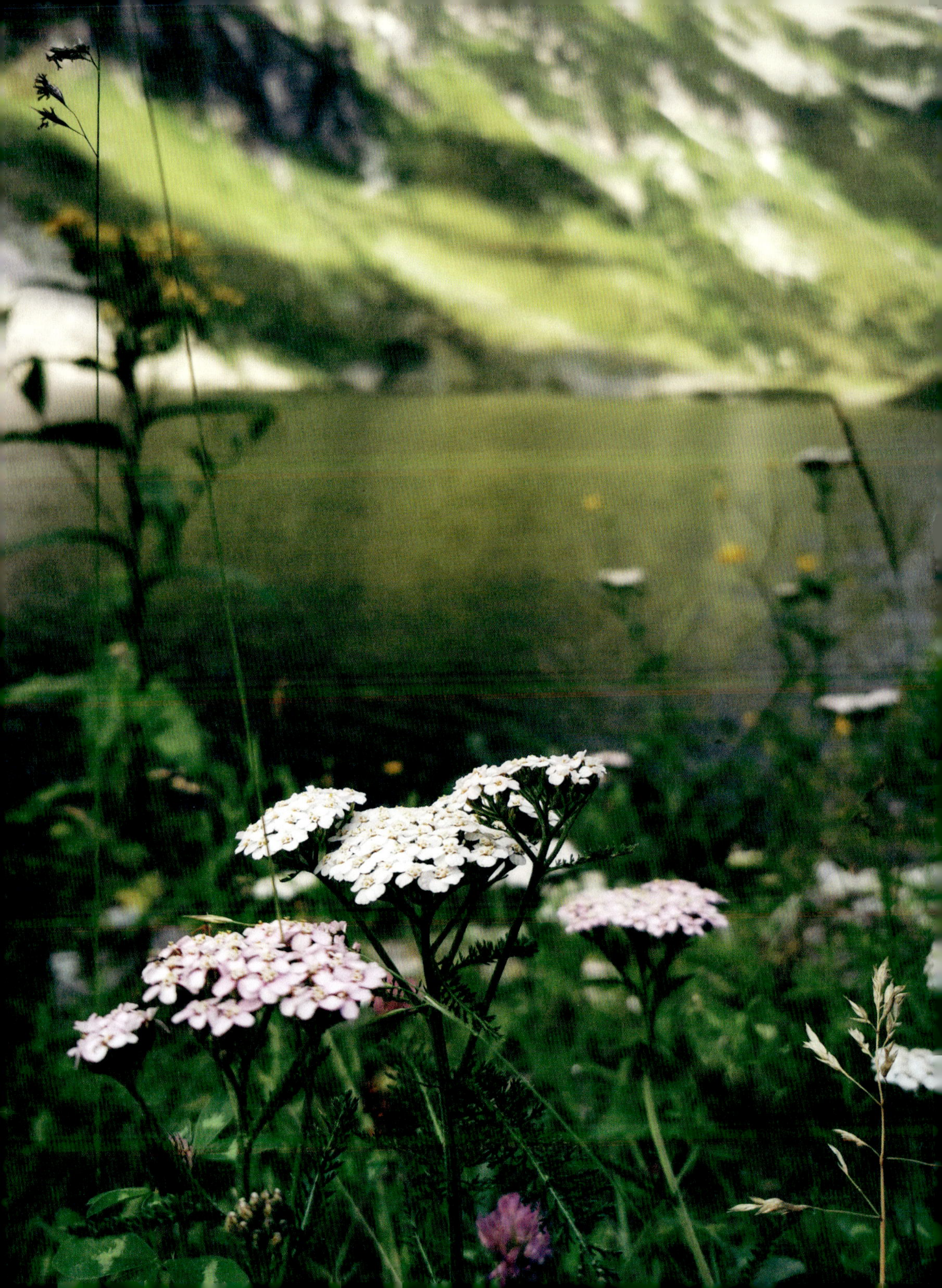

# Wie die Natur und ihre Kräuter uns helfen können

Wenn du dich nach mehr Ruhe und Ausgeglichenheit sehnst, dann lass dich in eine Welt entführen, die dir näher ist als alles andere – und die dir doch vielleicht ein wenig fremd geworden sein mag: die Natur. Hier findest du, was du für dein Wohlbefinden brauchst.

# Seelenbalsam

Ich habe mich in den letzten Jahren oft gefragt, warum wir die Verbundenheit mit der Natur verloren haben. Ja, ein Sonntagsspaziergang ist schon mal drin. Aber das Leben in und mit der Natur hat keine Priorität mehr für uns. Ist uns die Natur vielleicht langweilig geworden? In unserem Leben passiert in jeder Sekunde etwas. Und wenn nichts passiert, dann sorgen wir dafür, dass wir über Bildschirme oder Zeitungspapier miterleben, was irgendwo anders geschieht. Wir haben ein Überangebot an Zerstreuung im echten Leben und in der virtuellen Welt. Es ist in keiner Sekunde mehr leise. Ruhe ist kein normaler Zustand mehr, sondern eher eine Qual. Wäre Ruhe, würden wir nämlich plötzlich unsere Gedanken hören, die uns sagen, dass es so nicht richtig ist, dass etwas nicht stimmt. Da ist es uns schon lieber, dass wir es laut und bunt haben. Wir sehen lieber fremden Menschen dabei zu, wie sie Bilder aus ihrem Leben zeigen – und oft sind diese frei erfunden.

Ich möchte behaupten, dass viele von uns die tatsächliche Realität verloren haben, und das geht mit dem Verlust des eigenen Ichs einher. Man spürt sich nicht mehr, es fehlt der Boden unter den Füßen, und das verwirrt zusätzlich. All das nimmt uns den Halt und macht uns krank. Psychisch, aber auch physisch. Frage dich einmal: Was ist realer als die Natur? Mir fällt nichts ein ... Kannst du dir daher auch vorstellen, dass wir unsere Realität, so wie wir wirklich sind und sein sollten, an so einem realen Ort wiederfinden können?

## RUHE, KRAFT UND ERHOLUNG

Diese drei Worte werden leider so oft verwendet, dass es dir vielleicht wie mir geht: Ich hatte die Bedeutung, die Wichtigkeit dessen, was dahintersteckt, beinahe vergessen. Dabei sind es genau diese drei Dinge, die bewirken, dass du gesund bist und bleibst. Schauen wir sie uns doch der Reihe nach mal genauer an.

## Ruhe

Ruhe wird leider heutzutage oft mit Langeweile verwechselt. Ruhe bedeutet zum einen Stille, also die Abwesenheit von künstlich erzeugten Geräuschen. Ruhe bedeutet aber auch, dass wir »Ruhe geben«. Also nichts tun. Wirklich nichts. Einfach nur dasitzen. Kannst du das? Versuch es doch gleich mal.

### Übung: Ruhe finden

*Leg das Buch weg, setz dich gemütlich hin und gib für zehn Minuten Ruhe. Versuch nicht zu meditieren und bemüh dich auch nicht, tief und bewusst zu atmen. Tu zehn Minuten lang einfach gar nichts. Wenn du so möchtest, fordere ich dich auf, dich zehn Minuten zu langweilen.*

Und? Wie waren diese zehn Minuten? Was hast du erlebt? Und: Wie lange hast du durchgehalten? Langeweile ist wichtig in unserem Leben. Diese Art der Ruhe gibt dir, deinem Körper und deinem Geist eine Pause, die du sicher nötig hast. Aber wir haben es verlernt, Ruhe zu geben. Wir lassen es nicht mehr zu, wir fühlen uns schlecht dabei, nichts zu tun. Wir glauben, wir seien faul ... Doch falsch! Die Natur fordert es von uns. Ruhe ist ein Lebenselixier. Damit wäre der erste große Schritt für dich, die Ruhe in der Natur genießen zu lernen. Dasitzen und nichts tun. Einfach nur sein. Und weißt du, was dann passiert? Es wird dir bei diesem Nichtstun in der Natur keine Sekunde langweilig sein. Das verspreche ich dir. Und du wirst ein neues Erlebnis spüren: Kraft und Energie strömen in dich ein.

## Kraft

Durch die Ruhe kommt die Kraft, und die benötigst du für den Alltag. Wie bereits erwähnt rät dir dieses Buch nicht, deinem jetzigen Leben den Rücken zuzukehren, deinen Job zu kündigen und als Einsiedler in der Natur zu leben.

Ich möchte dir einen Weg zeigen, wie du mehr Kraft gewinnst, um einen durchgetakteten Alltag mit seinen unterschiedlichsten Situationen besser zu meistern. Dazu gehört es aber auch, Kraft zu entwickeln, um falsche Prioritäten zu überdenken. Auch dabei kann dir die Natur helfen. Weißt du, was nämlich passiert, wenn du die Ruhe in der Natur erlebst? Deine Gedanken beginnen sich zu ordnen. Ganz von selbst. Du musst gar nichts dafür tun. Für viele kann das am Anfang sehr beängstigend sein, denn wir sorgen für viel Lärm in unserem Leben, damit wir die Gedanken nicht hören. Aber sei mal ehrlich zu dir selbst: Wenn du dieses Buch in deinen Händen hast, dann bist du bereit, in dich hineinzuhören. Lass dir auch dabei von der Ruhe der Natur helfen.

## Übung: Kraft tanken

*Hör hin und überlege nicht. Setz dich an einen ruhigen Ort, am besten in ein Waldstück, und denke dort nicht nach, sondern begrüße deine Gedanken freudig gespannt. Lass sie kommen, lass sie fließen, auch wenn es vielleicht seltsame Ideen sind, die sich dir zeigen. Es gibt hier kein Falsch oder Richtig, es gibt hier nur ein Akzeptieren der auftauchenden Gedanken. Du musst damit auch nichts machen. Der erste Schritt ist, sie bewusst wahrzunehmen. Wie Ereignisse. Wie Wolken am Himmel.*

### Erholung

Das ist es wohl, was wir alle am meisten benötigen. Auch wenn wir oft glauben, dass Erholung bedeutet, dem Körper nach einem Marathon zwei Tage Pause zu gönnen. Nein, jeder noch so kleine Reiz, den wir in unserem täglichen Leben wahrnehmen, kostet uns Energie. Wir müssen alle Eindrücke wirklich verarbeiten, sonst powern sie uns auf Dauer aus. Und jetzt überleg dir mal, wie vielen Reizen wir tagtäglich ausgesetzt sind. Musik im Auto, Lichter auf den Straßen,

Menschen, die mit uns reden, Gespräche, die wir führen, Geschäfte und Lokale, die wir besuchen ... und dabei spreche ich noch nicht mal von den ganzen elektronischen Medien, die uns durch den Tag und die Nacht begleiten. Wo und wann sollen wir uns erholen? Im Schlaf? Ja, das ist richtig, aber oft auch ein Wunschdenken, denn Schlafprobleme gehören zu den größten Störungen bei uns heutigen Menschen.

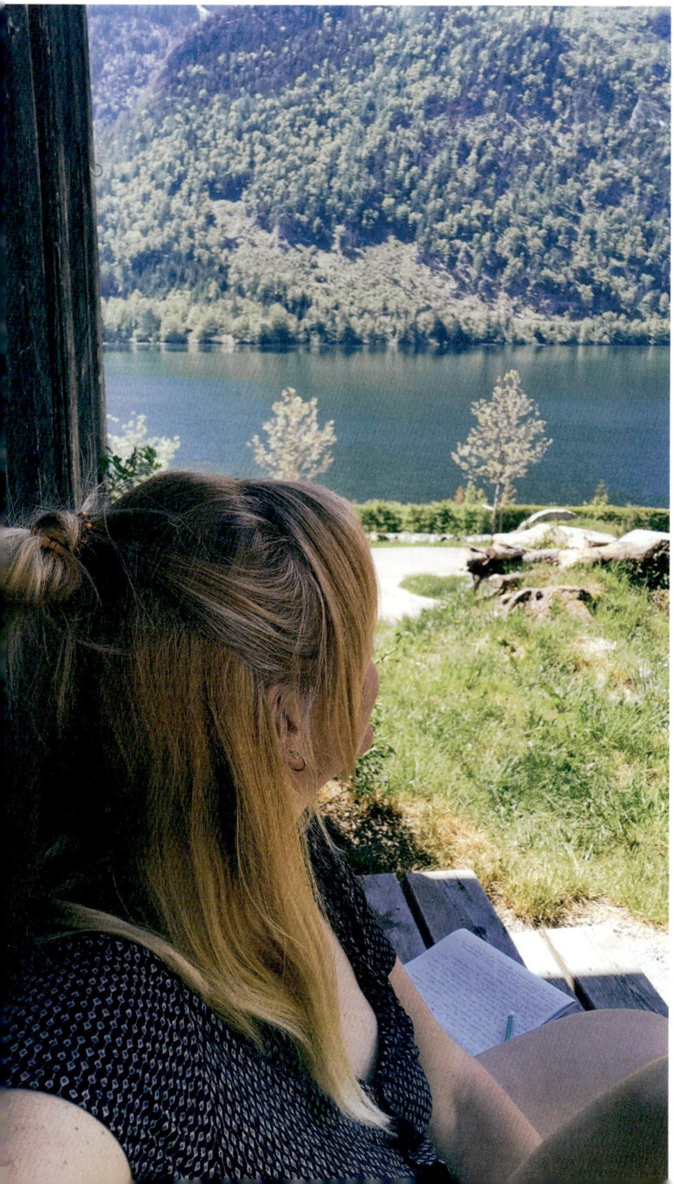

Was also tun? Wir müssen uns bewusst Erholung schenken. Und weißt du was? Du kennst bereits den Weg dorthin. Die beiden Übungen, die ich dir für Ruhe und Kraft gegeben habe – sie schenken dir zugleich auch Erholung. Außerdem auch jeder achtsame Gang in die Natur hinaus und all die Kräuteranwendungen, die du in den weiteren Kapiteln hier finden wirst. Traumhaft einfach, oder? Die Natur und wir sind eins. Und deshalb ist ein natürliches, gesundes Leben letztlich ganz einfach.

# Hallo, Wohlfühlkräuter

Wenn du dieses Buch gewählt hast, dann weiß ich, dass auch du ein Kräuterfreund bist. Das freut mich sehr, denn für mich waren es tatsächlich die Kräuter und eine neue Verbindung zur Natur, die mir in einer Phase der Erschöpfung Ruhe, Kraft und Erholung geschenkt haben und dies bis heute tun. Als die wilden Kräuter in mein Leben kamen, haben sie es völlig auf den Kopf gestellt. Sie sind der wichtigste und größte Teil meines Seins und Tuns geworden. Sie haben mir den Weg gezeigt, wie ich mich wieder erden, mich wieder spüren, meine Gedanken wieder ordnen kann. Es ging einfach nur darum, dass ich mich ihnen zuwende und sie gleich vor meiner Haustür entdecke. Sobald ich angefangen habe, wilde Kräuter wahrzunehmen, konnte sich mein Geist entspannen, mein Körper gewann an Lockerheit, und meine Seele fand es auch ganz großartig.

Stell dir vor, du suchst ein wildes Kraut wie den Löwenzahn. Natürlich soll dieser nicht direkt neben der Straße wachsen, weil du ihn ja für dein Wohlgefühl und deine Gesundheit zu dir nehmen möchtest. Also willst du ihn an einem schönen Platz, möglichst in der unberührten Natur, entdecken. Du suchst also nach einer wunderschönen grünen Wiese, bewegst dich dort auf der Suche nach einem hübschen Löwenzahnblatt. Du entdeckst dabei andere Pflanzen, vielleicht einen Rotklee mit seiner wundervollen purpurnen Farbe, siehst einen Marienkäfer wegfliegen und folgst ihm mit deinem Blick über die Sommerwiese. Du hörst ein paar Vögel, die in den Bäumen singen und sich hinter den Blättern verstecken, und du spürst an den Beinen ein wenig kühles Nass beim Durchstreifen der Wiese. Dann entdeckst du gleich mehrere Löwenzahnblätter. Schön in einer Rosette angeordnet und saftig grün. Ja, genau diese Blätter werden heute noch im Salat landen … Wenn du wieder nach Hause kommst, hat dich dein kleiner Ausflug, hat dich die Natur verwandelt.

Die Suche nach einer bestimmten Pflanze fokussiert dich und holt dich damit aus dem Alltagstrott. Genau das bringt dir ebenfalls Ruhe, Kraft und Erholung. Es bringt dich wieder näher an die Natur heran. Auch auf diese Weise sind Kräuter Medizin. Du kannst sie als Lebensmittel nutzen, für therapeutische Zwecke und eben auch als Freunde deiner Seele. Sie können auf so vielfältige Art und Weise dein Leben verschönern und heilen. Lass ihnen einen kleinen Platz in deinem Leben, und du wirst von ihnen reich beschenkt werden.

### Vorsicht

Sammle bitte immer nur Pflanzen, die du auch zu 100 Prozent sicher bestimmen kannst. Denn wir haben auch giftige Pflanzen in unserem Umfeld. Wenn du dir nicht vollkommen sicher bist, welche Pflanze du vor dir hast, dann lass sie stehen. Sicher ist sicher. Aber je mehr du dich mit Pflanzen beschäftigst, desto mehr wirst du eindeutig erkennen.

## ES WAR EINMAL …

Das klingt wie eine Geschichte aus längst vergangenen Tagen. Ja, denn ich spreche von einer Zeit, in der es ganz selbstverständlich war, für die Gesundheit von Geist und Seele Kräuter und Heilpflanzen zu verwenden. Es ist vielleicht zu optimistisch, von einer gegenwärtigen Renaissance der Pflanzen im Bereich des seelischen Wohlbefindens zu sprechen. Denn die Achtung der Natur und ihrer Pflanzen, das Rückbesinnen auf das, was vor unserer Haustür steht, das steckt noch in den Kinderschuhen. Meine Erfahrung der letzten Jahre aber zeigt, dass immer mehr Menschen bereit sind, eine Alternative zur Schulmedizin zu suchen – für Erkältungen, Magen-Darm-Beschwerden, Kopfschmerzen etc. Vielen ist gar nicht bewusst, dass Kräuter und Heilpflanzen bereits viel früher und deutlich vielfältiger ansetzen können. Oft haben Leiden wie Bauch- oder Kopfschmerzen nämlich eine seelische Ursache – und die kann mit der Unterstützung der Pflanzen gelindert oder aufgelöst werden.

Genau das ist keine Erfahrung, die heute erst gemacht wird. Ganz im Gegenteil. Schon vor Tausenden von Jahren wurden Pflanzen zur Stärkung des Gemüts, für das seelische Wohlbefinden und ganz allgemein für ein besseres Leben eingesetzt. Um dieses Bewusstsein zu stärken, habe ich bei den zwölf Heilpflanzen, die ich dir in diesem Buch vorstellen werde, auch ein wenig in der Geschichte gekramt, um dir zu zeigen, wie lange bereits mit »Wohlfühlkräutern« gearbeitet wird. Dass bereits Hippokrates seinen Schülern empfohlen hat, mit Kräutern für ein besseres Denkvermögen zu sorgen, dass schon Hildegard von Bingen dem Lavendel für seine beruhigende Wirkung gehuldigt hat oder Paracelsus ein Kraut wie die Melisse wegen ihrer »Herzlichkeit« geschätzt hat.

## »DAS BILDEST DU DIR DOCH NUR EIN!«

Ich glaube, nichts ruft immer wieder so viele Skeptiker auf den Plan wie natürliche Anwendungen. Allem in Pillenform schenken wir Vertrauen. Allem, was noch seine natürliche Form besitzt, nicht. Ebenso wie wir die Verbindung zur Natur verloren haben, haben wir auch das Vertrauen in ihre Wirkkraft verloren. Die Wissenschaft tut immer sehr laut kund, ob ihrer Meinung nach etwas funktioniert oder nicht. Dass sich aber die Wissenschaft, gerade was Inhaltsstoffe von Medikamenten betrifft, stetig aus der Natur bedient hat, das bedenken die wenigsten. Auch dass die Forschung erst 20 bis 30 Prozent der Wirkstoffe aus der Natur nachweisen konnte, ist ein kleines Geheimnis.

In der Natur steckt also noch unglaublich viel, was wir nicht genau kennen, was aber dennoch für uns eine heilsame und bedeutsame Wirkung haben kann. Gerade wenn es um das seelische Wohl geht, müssen wir noch mehr Vertrauen aufbringen, wenn wir an die Wirksamkeit von Heilpflanzen glauben wollen. Denn sehr oft ist sowohl das Problem, das uns plagt, als eben auch die unterstützende

Wirkung einer Kräuterzubereitung nicht recht greifbar. Das ist dann ganz schön herausfordernd für unseren rational denkenden Verstand. Zu wissen, dass Pflanzen und Kräuter, auch wenn man es nicht Schwarz auf Weiß nachweisen kann, trotzdem wirken, nennt man Erfahrungswissenschaft. Wir dürfen dem vertrauen, was über Jahrhunderte, ja sogar Jahrtausende unseren Vorfahren schon geholfen hat. Und wir können es selbst ausprobieren – und dann erfahren wir in unserem eigenen Leben, was für uns funktioniert und was uns wirklich guttut. Es gibt zahllose Methoden und Anwendungen, die weltweit praktiziert werden, um Menschen in schwierigen Situationen zu helfen.

Beispielsweise bilden heimische Kräuter und Pflanzen die Basis für die Bach-Blütentherapie und für die Meisterkräuter-Anwendungen. Viele Profis bieten diese und verwandte Methoden an. Auch ich darf mich dazu zählen, gehört doch das Wissen beider Bereiche zu den vielen Ausbildungen, die ich absolviert habe. Beiden geht es um das Gesamtheitliche, nach dem Motto: »Behandle den Menschen und nicht die Krankheit.«

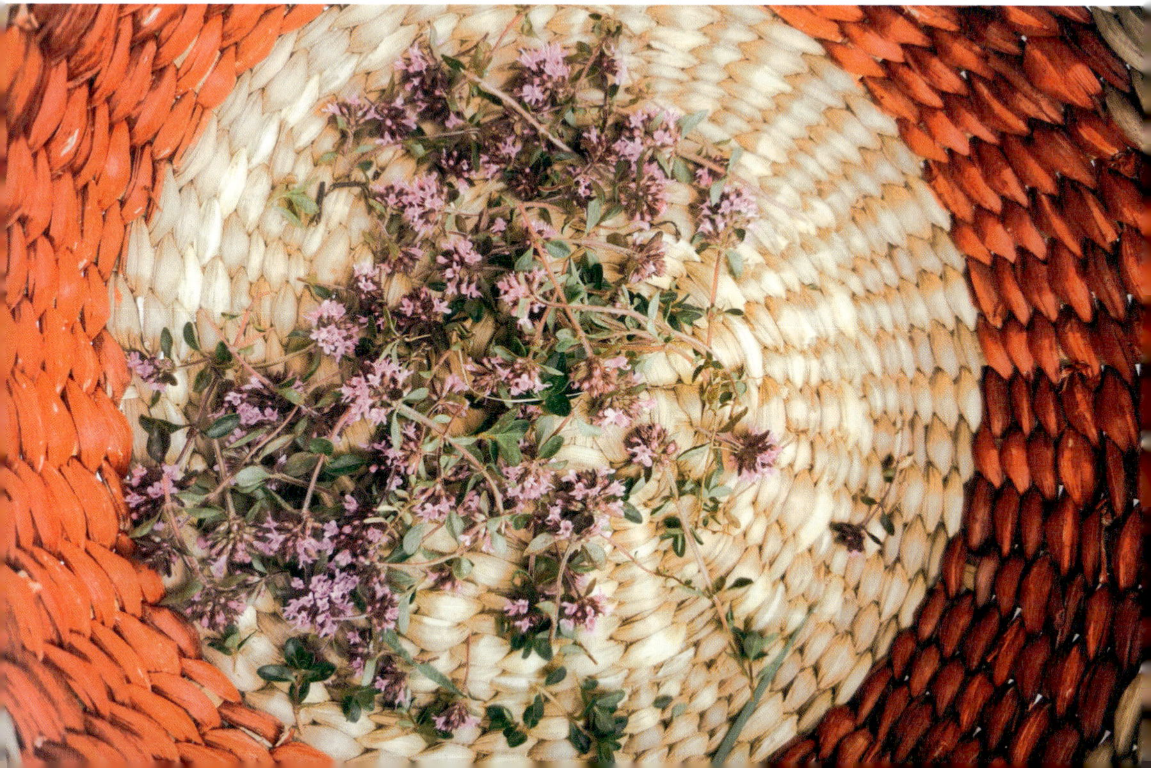

Ich bin ja ein Fan davon, Dinge immer selbst auszuprobieren, aktiv zu recherchieren, alles wirklich zu erfühlen und zu erleben. Genauso ist es mir mit den Bachblüten gegangen. In der Zeit, in der ich den Schritt gewagt habe, mich als »Fräulein Grün« selbstständig zu machen, war natürlich die seelische Belastung größer als sonst. Wird es funktionieren, kann ich damit mein Leben finanzieren, findet meine Arbeit Anklang? Solche Fragen haben mir sehr aufs Gemüt geschlagen. Ich habe diese Zeit aber auch als Möglichkeit gesehen, Kräutern und Heilpflanzen die Chance zu geben, mich zu unterstützen. So bin ich schnell auf die Bachblüten gestoßen und habe mir eine individuelle Mischung für meine Situation zusammenstellen lassen. Da ich mittlerweile sogar die Ausbildung zur Bach-Blütenberaterin absolviert habe, kannst du dir wohl vorstellen, dass ich von der Wirkung begeistert war. Diese kommt nicht gleich nach einem Tag, aber sie war schneller spürbar, als ich erwartet hatte. Schon nach wenigen Tagen hatten sich meine Laune, meine Zuversicht und mein Tatendurst gesteigert. Ein für mich damals unfassbar wichtiger Effekt.

Die Wirkkraft der Bachblüten beruht darauf, dass alles Energie ist. Wir Menschen ebenso wie die Pflanzen. Unvorstellbar? Dann überleg dir mal, wie es ist, wenn du in einen Raum hineinkommst. Noch bevor du dort mit jemandem gesprochen hast, kannst du schon spüren, ob gute oder schlechte Stimmung herrscht. Und das heißt nichts anderes, als dass du die Energie spüren kannst. Die Schwingung, die von den anderen und dem Raum selbst ausgeht. Genau um diese Schwingung geht es auch bei den Bachblüten.

Genauer gesagt geht es um die achtunddreißig archetypischen negativen Gemütszustände wie Sorgen, Hass, Traurigkeit oder Ungeduld, die wir Menschen haben können. Ihnen wurde jeweils eine Pflanze zugeordnet, die Bachblüte, die uns helfen kann, uns aus diesem Gemütszustand zu befreien. Dr. Edward Bach (1886–1936) hat diese Blütenessenzen entwickelt. Er war der Meinung, dass vor allem unsere geistigen und seelischen Verstimmungen daran schuld sind, dass wir verschiedene Krankheiten entwickeln. Und natürlich leiden wir oft an mehreren Gemütszuständen gleichzeitig. Manche haben sich im Laufe unseres Lebens schon so festgesetzt, dass wir es selbst gar nicht mehr erkennen. Dann liegt es an einem Bachblüten-Experten, durch gezielte Fragen die Gemütszustände herauszufinden und die richtige Mischung zu erstellen. Die wird dann in Form von Tropfen eingenommen.

Was mich an der Methode so fasziniert und was ich allen Teilnehmern meiner Kurse, Kräuterwanderungen oder Vorträge mitgeben möchte, ist, dass Kräuter stark sind. Sie haben eine wirklich großartige Wirkung. Aber man kann hier auch einiges falsch machen, wenn man zum Beispiel das Kraut überdosiert. Bei den Bachblüten hat mich hingegen die Sanftheit fasziniert. Sie wirken nicht stofflich, sondern feinstofflich, also auf der seelischen Ebene. Sie stellen somit auch keine Gefahr dar. Nicht einmal bei Kindern, Schwangeren oder kranken Menschen.

## Die Kräfte der Natur nutzen

Vielleicht sind dir die »Rescue-Tropfen« ein Begriff. Eine Mischung von Bachblüten, die bei Aufregung oder Schocks sofortige Hilfe liefern. Aber es gibt noch mehr Mischungen, nach deren Einnahme unsere Lebensenergie wieder gut fließen kann. Die Grundidee von Dr. Bach war, dass jeder die einzelnen Tropfen zu Hause haben sollte und sich dann je nach Situation die passende Mischung zusammenstellen kann. Genau das funktioniert auch, wenn du ein paar Heilkräuter kennst und dir eine Reihe von Tees oder Alkoholauszügen bereitstellst, um dir in jeder Situation wirksam helfen zu können. Wir können uns mit der Pflanzenwelt auf so vielfältige Weise selbst unterstützen! Vielleicht ist ja dieses Buch für dich ein guter Anfang hierbei.

## DIE MEISTERKRÄUTER-THERAPIE

Nicht mit Tropfen, sondern mit Teemischungen aus vierundzwanzig verschiedenen europäischen Kräutern arbeitet die Meisterkräuter-Therapie. Auch hier ist es die Grundidee, die mich zur Ausbildung bewogen hat: Jeder sollte seine eigene Auswahl an Kräutern zu Hause haben, mit denen er für alltägliche Beschwerden wie Schmerzen, Verdauungsprobleme oder Stimmungstiefs eine eigene Mischung herstellen kann. Wolfgang Schröder (1956–2018) hat die vierundzwanzig Kräuter, die in der Volksheilkunde schon immer ihren Einsatzort gefunden haben, mit der Fünf-Elemente-Lehre der Traditionellen Chinesischen Medizin kombiniert.

Mich spricht dabei an, dass unsere Kräuter »vor der Haustür« genutzt werden. Kräuter wie Weißdorn, Kamille, Fenchel oder Rosmarin sind uns allen ein Begriff und man weiß in der Volksheilkunde seit Jahrhunderten, wie gut sie wirken. Um die richtige Mischung zu finden, muss sich der Experte, wie auch schon bei den Bachblüten, Zeit nehmen und dem Menschen zuhören.

Vielleicht merkst du schon, dass es mir darum geht, dir etwas zu verdeutlichen: Die Pflanzenwelt ist für uns alle zum Greifen nah. Mit ihrer Hilfe können wir uns selbst helfen, und manchmal können wir zeitweise dafür Experten hinzuziehen. Vor allem aber geht es darum, die Natur und sich selbst wieder zu spüren. Wir haben das so sehr verlernt, dass es uns an die Grenzen unserer Belastbarkeit gebracht hat. Das kann auf Dauer einfach nicht gut gehen. Die Natur und die Kräuter sind ebenso Energie, wie wir es sind. Und wir brauchen sie zum Überleben. Nutzen wir also ihre reichen Schätze.

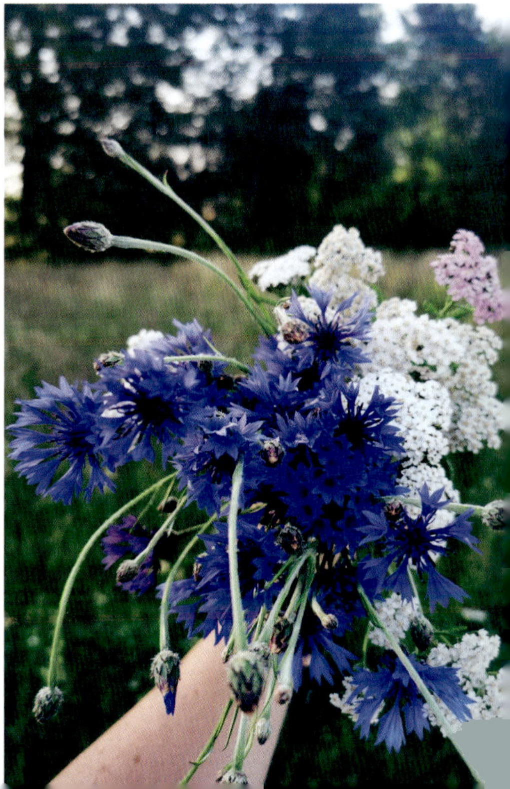

# LASS DICH FASZINIEREN

Bereits in meinem ersten Buch *Fräulein Grüns Kräuterwunder* habe ich der Faszination Raum gegeben und bin darauf eingegangen, wie sie uns helfen kann, einen Ausgleich zu unserer durchgetakteten Welt zu schaffen. Faszination ist tatsächlich so spannend und wertvoll, dass ich hier gern nochmals darauf zu sprechen kommen möchte. Denn vor allem für eher skeptische Menschen liegt darin der Beweis versteckt, dass die Natur tatsächlich eine heilsame und wohltuende Wirkung auf uns hat.

Es gibt zahlreiche Studien, die belegen, dass in der Natur verbrachte Zeit unser Gehirn beruhigen, unsere Leistungsfähigkeit steigern und uns Entspannung schenken kann. Die wohl wichtigste Arbeit dazu stammt schon aus den 1970er-Jahren. Die zwei Umweltpsychologen Rachel und Stephen Kaplan haben darin gezeigt, dass sowohl direkter als auch indirekter Kontakt zur Natur tatsächlich geistige Erschöpfung aufheben und unsere Konzentrationsfähigkeit wiederherstellen beziehungsweise deutlich verbessern kann. Die Forscher haben dazu unseren Alltag analysiert und bestätigt, dass wir durch die ständige Aufmerksamkeit, die wir von früh bis spät aufbringen müssen, einfach nur noch erschöpft sind. Und das ist seit der Zeit der Studie natürlich noch viel extremer geworden.

Stell es dir wie einen Messstab vor, der am Anfang bei 100 steht und bei jedem Reiz im Alltag, selbst wenn du nur denkst, dass du vor der roten Ampel bremsen musst, nach unten sinkt. Diese kontinuierliche Beanspruchung ermüdet uns, sie erschöpft uns und auf Dauer werden wir reizbar und ungeduldig. Das kann einen enormen Einfluss auf unsere Entscheidungen haben, mit denen wir dann wiederum nicht zufrieden sind. Wir kommen in einen Strudel hinein, der uns zu Fehlverhalten führen kann. Das alles nennen die Forscher »gerichtete Aufmerksamkeit«. Das klingt erst einmal positiv, es bedeutet aber, dass wir ständig von allen möglichen Reizen eingenommen werden – wir richten unsere Aufmerksamkeit auf sie.

Was die Kaplans als Gegenpol zu dieser gerichteten Aufmerksamkeit entdeckt haben, nennen sie spontane Aufmerksamkeit – und es ist auch bekannt unter dem Wort »Faszination«. Genau das ist der Weg heraus aus dem Strudel und der Erschöpfung. Wir Menschen sind da am meisten fasziniert, wo es keiner Anstrengung bedarf, Eindrücke aufzunehmen, und das passiert zum Großteil in der Natur. Dort, wo »natürliche« Abwechslung passiert. Wenn du plötzlich einen Vogel singen hörst und ihn neben dir wegfliegen siehst, wenn du Spuren von Tieren im Boden entdeckst, wenn sich die Blätter im Wind bewegen, wenn du ein lange gesuchtes wildes Kraut entdeckst, Düfte wahrnimmst ... Du bist fasziniert, denn all das liegt auch in deiner Natur.

Die wissenschaftliche Arbeit der Kaplans hat gezeigt, dass unser Gehirn in der Natur in einen beruhigenden Modus schaltet. Wir laden hier unsere leeren Batterien so sehr auf, dass wir für den Alltag und die gerichtete Aufmerksamkeit, die dieser uns abverlangt, wieder gerüstet sind. Der Messstab zeigt also schon nach kurzer Zeit wieder einen höheren Wert an. Zeit in der Natur hat dieser Studie nach sogar einen größeren Effekt als bloße Entspannung. Es ist gewissermaßen unsere Geheimwaffe, um gerade unsere heutige Zeit ohne größere seelische Probleme zu meistern. Denn wie wir im Jahr 2020 weltweit alle erlebt haben, können völlig unerwartete Ereignisse unser aller Leben auf den Kopf stellen. Und dann ist es noch wichtiger, dass wir einen guten Umgang mit den persönlichen und dann auch noch gesellschaftlichen Herausforderungen finden. Der Impuls ist vielleicht, noch mehr gerichtete Aufmerksamkeit – beispielsweise auf die Medien und die Nachrichten – zu aktivieren. Aber gerade in unerwartet stressigen Zeiten ist es noch wichtiger, immer wieder in die spontane Aufmerksamkeit und eben in die Natur zu gehen. Gerade dann solltest du viel Zeit draußen und mit Pflanzen und Heilkräutern verbringen. Du wirst spüren, wie dein Energiepegel wieder ansteigt und du zu dir kommst. Dabei ist es auch sehr unterstützend, die Sinne zu aktivieren.

# Sinnliche Naturerfahrungen

Unsere Sinne sind ein Geschenk der Natur, die ich auch bei jeder Kräuterwanderung miteinbeziehe. Gerade, wenn es um die Kräuterbestimmung geht, ist unsere Sinneswahrnehmung überlebenswichtig. Eine Wildpflanze, die wir nutzen möchten, müssen wir natürlich ganz sicher bestimmen können. Nur mit den Augen auf die Merkmale zu achten, kann oftmals schon reichen, aber es geht noch genauer: Wie fühlt sich der Stängel der Pflanze an, ist er dreieckig oder gerillt, ist das Blatt behaart oder sind die Blattnerven gut zu ertasten? Wie duftet die Blüte, nach Fisch wie beim Weißdorn oder nach Pilzen wie beim Blattsaft des Spitzwegerichs? Sinnliche Erfahrungen in der Natur, in unserem Leben vermitteln uns »Sinn«. Wenn du wieder anfängst, deine Sinne in der Natur zu trainieren, kommt noch ein Bonuseffekt hinzu: Es führt dich in eine wundervolle Entspannung.

## DU BIST EIN SINNLICHES WESEN

Unser Körper nimmt von Natur aus alles mit seinen Sinnen wahr. Aber wir sind heute stark überreizt – durch das moderne Leben mit all seinen Geräuschen, visuellen Reizen oder auch den unterschiedlichen Düften. Denk nur mal an deinen morgendlichen Weg zur Arbeit und all das, was hier auf dich einprasselt. Wir haben natürlich gelernt, mit diesen Reizen zu leben. Aber sie ermüden uns und die Sinne stumpfen ab.

Um unseren Körper endlich wieder mal in einen Modus der wirklichen Entspannung zu führen, müssen unsere Sinne sanft aktiviert werden. Wir müssen bewusst und achtsam spüren, riechen, schmecken, sehen. Und am besten geht das in der Natur, wo stillere und heilsame Reize auf uns warten. Ich möchte dir für deine Sinne kleine Übungen mit Kräutern mitgeben, die nicht viel Aufwand benötigen, aber einen großen Effekt erzielen können.

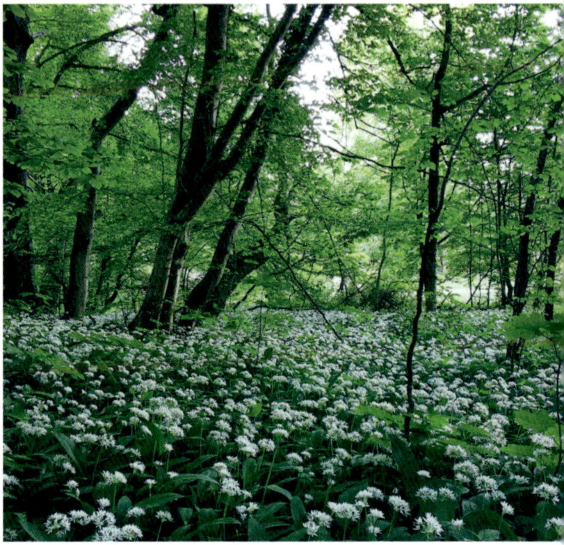

Du kannst jede Übung mit einem anderen Kraut machen oder alle mit demselben. Das liegt ganz an dir. Wichtig ist, dass du auch hier nur Pflanzen verwendest, die nicht giftig sind und die du sicher erkennst. Sonst übe einfach mit einem Küchenkraut wie Petersilie oder Basilikum.

Nimm dir für jede der fünf Übungen drei Minuten Zeit. Du musst nicht die Zeit stoppen, aber es ist viel wertvoller für dich, wenn du dich einige Minuten auf jeden Sinn konzentrierst. Und wenn dir drei Minuten nicht lang genug sind, dann weite die Übung gern aus. Je mehr du dich in den jeweiligen Sinn hineinfühlst, desto effektiver wird er wieder stimuliert. Führe die Übung möglichst im Freien durch, aber an Orten, wo du nicht so sehr von anderen Reizen wie Straßenlärm oder Gerüchen gestört wirst. Geh raus in die Natur, in einen Park oder in deinen Garten.

## Übung: Sehen

*Es geht zuerst darum, dass du dir dein gewähltes Kraut genau ansiehst. Welche Farbe hat es, ist es immer dasselbe Grün oder sind Schattierungen da? Sieh genau hin und erkläre dir selbst, was du siehst. Sprich laut oder nur in deinem Kopf. Entdecke alle Nuancen.*

## Übung: Tasten und Spüren

*Ertaste die Pflanze. Wie fühlt sich der Stängel an und ist er gleich wie das Blatt? Ist es rau oder eher samtig? Sind die Blütenblätter sanft und kannst du auch Samen ertasten? Bei dieser Übung kannst du gern die Augen schließen, um dich mehr auf deinen Tastsinn zu konzentrieren.*

## Übung: Riechen

*Unsere Nase ist ein wichtiges Bestimmungsinstrument. Kannst du schon einen Duft wahrnehmen, nur indem du das Kraut in den Händen hältst? Duftet die Blüte anders als das Blatt? Reibe die Blätter oder zerquetsche sie – was kannst du hier an Gerüchen wahrnehmen? Erinnert dich der Duft an etwas?*

## Übung: Schmecken

*Du weißt hundertprozentig, dass deine Pflanze nicht giftig ist? Dann zerkaue das Kraut ein wenig, koste es vorn auf der Zungenspitze und lass zu, dass sich der Geschmack im Mundraum entfaltet. Was schmeckst du? Schärfe oder etwas Bitteres? Verändert sich der Geschmack im Mund? Ist er dem Geruch ähnlich?*

## Übung: Hören

*Halte das Kraut weiter in den Händen und lausche auf das, was sich in deiner Umgebung abspielt. Was kannst du für Töne oder Geräusche wahrnehmen? Schließ die Augen und versuche, nichts zu denken. Höre nur hin. Vielleicht passiert es sogar, dass dir deine Pflanze in der Hand etwas sagt. Lass es geschehen, hör zu.*

## DER SECHSTE SINN: DEINE INTUITION

Ich weiß gar nicht, wie oft ich mir in meinem Leben schon gedacht habe: »Hätte ich doch nur auf meinen Bauch gehört! Ich hatte schon so ein Gefühl, dass das nicht klappen wird.« Und ich bin mir sicher, dass es dir auch schon sehr oft so gegangen ist. Wir alle sind in einer sehr rationalen Welt aufgewachsen. Uns wurde beigebracht, dass nur richtig ist und existiert, was man sieht, was man anfassen und beweisen kann. Alles muss logisch erklärbar sein und jede Entscheidung bis ins kleinste Detail durchdacht und analysiert werden. Ist es erst dann eine richtige Entscheidung? Falls ja, warum begleitet uns dann so oft ein ungutes Gefühl und wir denken uns im Nachhinein: »Hätte ich doch auf mein Bauchgefühl gehört!«

Eines ist mal klar: Wir sind im Grunde keine rationalen Wesen, wir wurden nur so erzogen. Unsere Intuition ist derweil verkümmert. Klar, wir sollten auch unser Denken in Entscheidungen einbeziehen. Ebenso unsere Erfahrungen. Wenn du als Kind mit dem Fahrrad zu schnell um die Kurve gefahren und gestürzt bist, wirst du es beim nächsten Mal anders machen. Erfahrungen sind wichtig. Aber im Alltag »zerdenken« wir vieles. Sogar Dinge, mit denen wir noch gar keine Erfahrung haben. Wir lassen unser Bauchgefühl außen vor.

»Aber woher sollen wir denn wissen, dass unser Bauch recht hat?« Genau das ist unser Grundproblem. Wir vertrauen uns nicht mehr. Wir spüren etwas und tun es als unwichtig ab. Wir verwerfen unsere Gefühle. Noch schlimmer: Wir ignorieren das, was wir fühlen. Denn keiner kann uns beweisen, dass unser Gefühl richtig ist. Und schlussendlich ... geht es uns dann doch wieder so, dass dieses »komische« Bauchgefühl recht hatte.

Gerade wenn es um unser seelisches Wohl, um ein ausgeglichenes Leben, um unsere Gesundheit geht, sollten wir mehr auf unsere Intuition hören. Denn das innere Gefühl meldet sich bei vielen von uns sehr häufig mit einem roten Alarmsignal. Wir überhören es aber und treffen weiter Kopfentscheidungen. Auch wenn es sich nicht gut anfühlt, dieses und jenes noch zu machen, wir tun es doch. Dabei gibt es sogar viele Studien, die zeigen, dass die Menschen auf lange Sicht mehr Freude an den Folgen ihrer Entscheidungen haben, wenn sie sie innerhalb einer Millisekunde treffen, wenn sie also aus dem Bauch heraus entscheiden. Probanden, die ihre Wahl lange und rational überdachten, sind nachher weniger zufrieden.

## Das Bauchhirn

Dem Bauch freien Lauf zu lassen wird sicherlich nicht gleich bei allen Fragen im Leben funktionieren. Ich »trainiere« es schon seit mehreren Jahren und entdecke immer wieder, dass mein Kopf, meine Gedanken, meine Ratio bei gewissen Entscheidungen und Problemen sehr laut schreien können. Dennoch bin ich so weit, dass ich eine solche Situation dann bewusst wahrnehme und darauf achte, was ich von innen heraus fühle. Und das ist auch der erste Schritt, um dem Bauchhirn wieder mehr Raum zu geben. Denn tatsächlich befindet sich in unserem Darm ein großes zweites Nervensystem, das vorrangig für unsere Verdauung zuständig ist. Es kommuniziert mit unserem Gehirn und soll dabei auch für die Emotionen zuständig sein. Für Gefühle, die oft wie aus dem Nichts auftauchen, die uns lachen und weinen oder uns die berühmten Schmetterlinge im Bauch fühlen lassen.

Überdenken wir diese Gefühle? Nein, wir nehmen sie meist hin, kennen sie, leben mit ihnen. Warum fällt es uns dann so schwer, unserem Bauchgefühl bei entscheidenden Fragen zu vertrauen? Ich kann nur sagen: In deinem Inneren, in deinem Bauch, steckt so viel mehr an intuitivem Wissen, als du für möglich hältst. Und draußen in der Natur, bei den Kräutern, kannst du deine Intuition trainieren und dann immer besser für dich nutzen. Mir zum Beispiel passiert es ständig, dass ich im Wald, beim Spaziergehen mit meinem Hund oder beim Wandern das Gefühl habe, dass ich mich an einer bestimmten Stelle hinsetzen sollte. Und das meistens, wenn ich gar nicht sitzen möchte. Wenn ich dem aber nachgehe, entdecke ich entweder Pflanzen um mich herum, die ich beim schnellen Vorbeigehen nicht gesehen hätte, oder es tauchen in mir Lösungen für bestimmte Probleme oder Situationen auf. Mein Gefühl, meine Intuition, mein Bauchhirn – sie raten mir, was ich tun sollte, und ich lasse es geschehen, weil es mir bereits so viel Wertvolles beschert hat. Die folgende Übung soll dir für dieses Phänomen feinere Antennen geben.

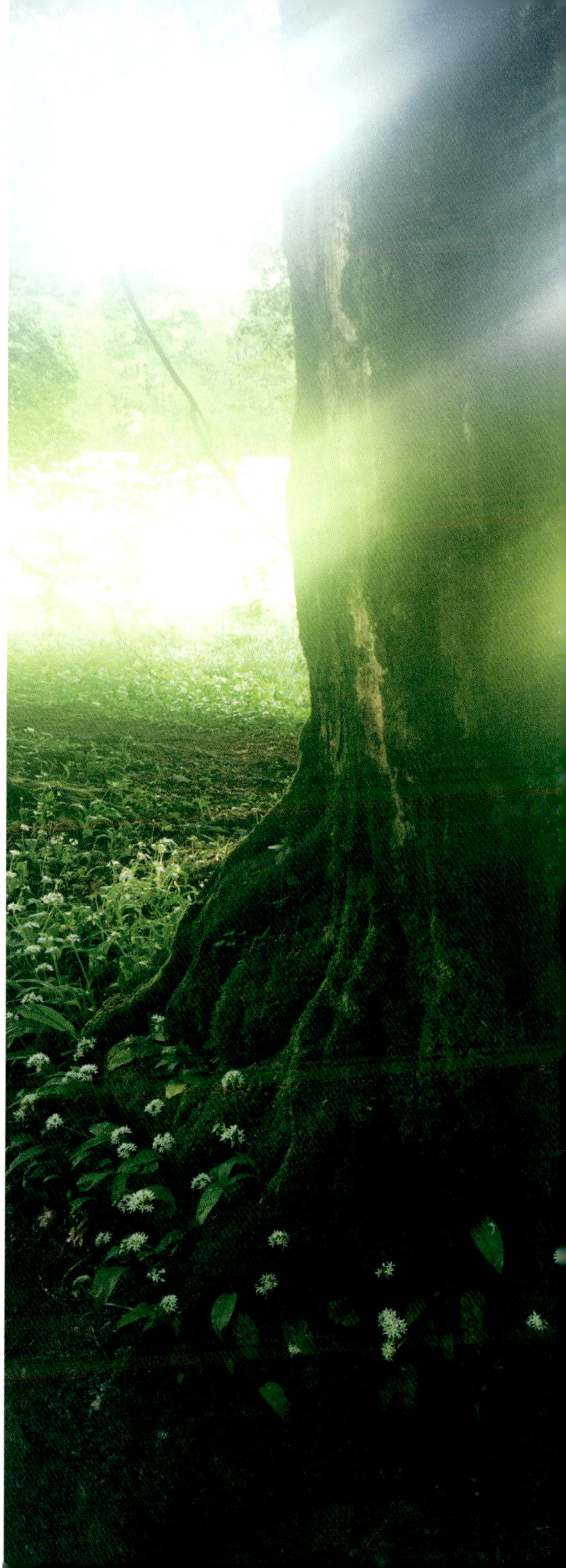

## Übung: Der Lieblingsplatz deines Bauches

*Geh raus in die Natur und achte auf ein inneres Zeichen, wo du dich niederlassen sollst. Bitte sei nicht verzweifelt, wenn es nicht gleich klappt oder du zu sehr darüber nachdenkst, was ein guter Platz wäre. Oft rät uns der Verstand, sich irgendwo hinzusetzen, weil man da vielleicht einen schönen Ausblick hat. Aber du wirst schnell merken, dass dies oft gar nicht der geeignete Platz war. Übe dich in Geduld mit dir und deiner Intuition. Der erste Schritt ist es, dir immer wieder bewusst zu machen: Wer hat mich hierher gebracht, meine Ratio oder meine Intuition? Wenn Zweiteres der Wegweiser war, werden sich dir unerwartet tolle Dinge zeigen. Im Außen wie auch in deinem Inneren.*

## FÜHL DICH WILLKOMMEN IM HIER UND JETZT

Genau das macht ein kraftvolles Leben und ein wirkliches und freudiges Wahrnehmen der Natur aus: im Hier und Jetzt präsent sein. Was aber soll das eigentlich heißen? Das habe ich mich oft gefragt. Denn irgendwie taucht diese Thematik immer wieder in meinem Leben auf. Egal, ob mir fremde Menschen sagen, dass nur das Hier und Jetzt zählt, oder ob ich davon gelesen habe. Warum ist es so wichtig, im Moment zu leben?

In meinem Fall war es (und ist es manches Mal noch) so, dass ich versucht habe, meine Vergangenheit bis ins kleinste Detail zu analysieren. Ich ging der Frage nach, was alles hätte anders verlaufen müssen, damit ich dieses oder jenes nicht hätte erleben müssen. Oft sind es aber die äußeren Umstände oder die Taten anderer, die eine Situation zu dem machen, wie wir sie erleben. Hätten wir etwas ändern können? Nein. Denn sonst hätten wir es ja getan. Warum aber verschwenden wir dann Stunde um Stunde, um darüber nachzudenken? Wozu hängen wir in der Vergangenheit fest? Ebenso unsinnig sind Sorgen über die Zukunft. Ich bin ein sehr kopflastiger Mensch und bereite mich auf jegliche Situation, die eintreten könnte, geistig vor. Auch wenn ich weiß, dass sie fast nie so eintreffen wird. Aber im Fall der Fälle wäre ich gewappnet. Nützt mir das was? In meinem Leben eigentlich nie. Denn es kommt immer anders als erwartet.

Irgendwann habe ich angefangen, mir zu überlegen, wie viel geistige Energie ich in den letzten Jahren, ja Jahrzehnten darauf verschwendet habe, mir Gedanken über Dinge zu machen, die ich nicht ändern konnte oder ändern kann. In meinem Kopf habe ich seither diesen Spruch: »Das, was war, ist vorbei, das, was kommt, kann ich nicht wissen.« Er soll mich ins Hier und Jetzt versetzen. Denn nur in dieser Sekunde, in diesem Moment, wenn ich jetzt diese Zeilen schreibe, kann ich aktiv etwas ändern. Klar plane auch ich meinen Tag oder sogar mein Jahr oft vor. Das gehört in den Bereich meines Zeitmanagements. Aber lasse ich mich weiterhin emotional in die Vergangenheit treiben oder versuche zu erahnen, wie meine Zukunft verlaufen wird? Nein, denn das hat null Sinn. Wie viel wirkungsvoller, kraftvoller und auch angenehmer ist es dagegen, im Hier und Jetzt zu sein! Und genau das lässt sich lernen. Besonders gut geht das in der Natur und bei der Beschäftigung mit Heilkräutern und ihren vielfältigen Anwendungsmöglichkeiten. Wenn du die Rezepte in diesem Buch ausprobierst: Lass dich ganz darauf ein und erlebe mit all deinen Sinnen, was du tust.

## DER WICHTIGSTE MOMENT DEINES LEBENS

Jetzt, während du diese Zeilen liest, erlebst du gerade den wichtigsten Moment deines Lebens. Wenn du das Buch weglegst und dir vielleicht etwas zu trinken holst, ist das der wichtigste Moment deines Lebens. Die Sätze, die du möglicherweise heute Abend oder am Wochenende mit deiner Mutter am Telefon sprichst, machen dann den wichtigsten Moment deines Lebens aus. Denn der wichtigste Moment deines Lebens ist immer jetzt.

Ich möchte dich dabei unterstützen, dir wieder der Wichtigkeit des Augenblickes bewusst zu werden. Genau dabei hilft dir nämlich das Erleben der Natur. Wenn du auf der Suche nach dem perfekten Löwenzahnblatt bist, machst du dir keine Gedanken über Vergangenheit oder Zukunft. Du konzentrierst dich ganz auf das Jetzt. Aber weißt du, was das Beste ist? Du musst nicht einmal aktiv etwas in der Natur unternehmen. Allein das Sein irgendwo draußen kann dir helfen, den Moment wieder bewusst wahrzunehmen.

Ich muss immer in mich hineinlachen, wenn ich Menschen sehe, die in der Natur an mir vorbeirasen. Sie gehen ihrem Sport nach und meinen, dabei »Quality Time« im Freien zu verbringen. Sicher, jede Sekunde, die wir in der Natur zubringen, ist wertvoll. Um jedoch im Hier und Jetzt zu landen, dürfen wir uns nicht von der Sportuhr an unserem Gelenk hetzen lassen, vom Gefühl, eine bestimmte Strecke schneller zu schaffen als beim letzten Mal. Und wir dürfen auch nicht ständig auf unsere Pulsuhr schauen oder darauf achten, was irgendeine App auf dem Handy zu unserer Leistung sagt. Lassen wir uns nicht auch noch in der Natur vom Wesentlichen ablenken, denken wir wenigstens dort nicht an Limits und Zielvorgaben! Landen wir stattdessen im gegenwärtigen Moment. Ein bewusstes Sein im Augenblick ist genau das, was unser Gedankenkarussell zum Stehen bringt. Und dann kommen wir auch wieder in Balance.

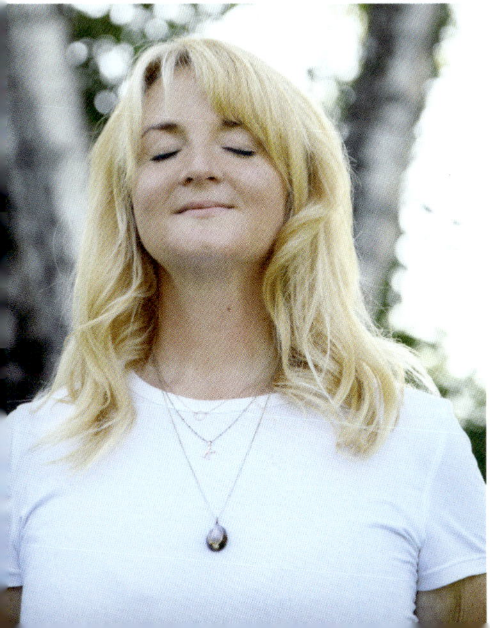

Das Paradoxe ist: Wir glauben, dass wir unsere Zeit nur dann sinnvoll nutzen, wenn wir aktiv etwas unternehmen. Das ist aber vollkommen falsch. Das süße Nichtstun in der Natur kann dir die wertvollsten Augenblicke überhaupt bescheren. Dein ganzer Körper, dein Gehirn, deine Nerven und deine Seele regenerieren, wenn du ihnen einen solchen Ausgleich zu all den Aktivitäten, die sie ständig zu unternehmen haben, anbietest. Mit der folgenden Übung kannst du das gleich ausprobieren.

## Übung: Ins Hier und Jetzt kommen

*Deine Aufgabe besteht bei dieser Übung einfach darin, Zeit in der Natur zu verbringen. Sitzend. Ohne Handy, ohne Uhr. Ganz allein. Ich verlange nicht von dir, dass du an nichts denken darfst. Das wird am Anfang nicht funktionieren. Aber in diese Richtung könnte es gehen.*

*Fang mit ein paar Minuten an. Such dir ein Plätzchen, wo du allein bist und in Ruhe gelassen wirst. Vielleicht musst du dafür ein wenig früher aufstehen. Du solltest dich nicht ablenken lassen. Nur du und die Natur. Setz dich hin und beobachte. Nicht mehr, nicht weniger. Sei fasziniert von dem, was um dich herum passiert. Entdecke jeden Zentimeter um dich herum und nimm einfach das wahr, was im Hier und Jetzt geschieht.*

Diese Übung klingt total einfach, ist aber sehr schwer. Nicht nur für dich, sondern für jeden von uns. Wir müssen das Nichtstun üben – wie du es auch schon bei der Übung der Ruhe weiter vorn im Buch probiert hast. Wir sind es nicht gewohnt, einfach nur dazusitzen. Aber genau dadurch kommen wir wieder zu uns und finden unsere Kraft. Ein schöner Nebeneffekt dieser Übung ist es, dass du deine eigene Natur wiederentdeckst, deine eigene Wildheit sogar, dein natürliches, freies, wildes Selbst. Du fühlst dich bald wieder so richtig lebendig. Lass diese Übung also zu einem regelmäßigen Teil deines Alltags werden.

# Hol dir Kräuter in dein Zuhause

Einfach mal Ruhe in unserem Leben, das wünschen wir uns. Doch zugleich haben wir kaum noch Geduld. Ungeduld aber führt zu Stress, und hält der dauerhaft an, führt das wiederum zu gesundheitlichen Problemen. Es ist oft wie ein Strudel an zu schnellen Gedanken und zu vielen Tätigkeiten, die uns schlussendlich den Atem rauben. Entspannung soll helfen … Ja, aber wie, wenn man keine Sekunde Zeit für sich hat? Ein kleiner Trick kann dir Ruhe schenken und dich neu Geduld lehren: Setze einen Samen und hol dir damit eine Pflanze in dein Wohnumfeld.

## Übung: Setze einen Samen

*Ob es ein Tomatenpflänzchen sein soll oder Kräutersamen für Basilikum oder die Kapuzinerkresse: Such dir einen Samen aus und informiere dich, wie du ihn aussäen solltest. Manche Samen wollen mit einer leichten Erdschicht bedeckt werden, andere sind Lichtkeimer, die gern oben auf der Erde liegen. Schaffe für deinen Samen die perfekten Gegebenheiten in deinen vier Wänden. Ideal ist ein Anzuchttöpfchen, wo der Samen zu einem kräftigen Keimling wachsen und Wurzeln bilden kann. Gib ihm die beste Erde und sorge dich jeden Tag darum, ob er genügend Licht, Wärme und Wasser hat. Jeden Tag bietet dir der Samen dabei eine Auszeit, in der du ihn hegst und pflegst, ja vielleicht sogar mit ihm sprichst.*

*Wenn du dann den Keimling entdeckst, brauchst du wiederum Geduld, bis er so groß ist, um in einen größeren Topf umzuziehen. Begleite deine Pflanze, schenk ihr die Aufmerksamkeit und die Ruhe, die du selbst auch benötigst. Lass dir von deiner Pflanze zeigen, dass Geduld das größte Geschenk ist, das du dir selbst machen kannst. Denn eines ist unumstößlich: Alles im Leben braucht seine Zeit und geschieht dann, wenn es richtig ist.*

# DIE PFLANZEN LASSEN SICH NICHT STRESSEN

Jedes Jahr aufs Neue, nach dem Winter bei uns in Österreich, stehe ich in Warteposition. Das beginnt bereits im Februar, wo ich jeden Tag in der Natur Ausschau halte, ob denn schon endlich ein erster Frühlingsbote zu entdecken ist. In den ersten Jahren meiner intensiven Kräuterzeit war ich manchmal sogar richtig verzweifelt. Kein Gänseblümchen, keine Vogelmiere, kein Veilchen, nichts da?

Und was hat mir diese Ungeduld gebracht? Mehr Stress, den ich selbst verursacht habe. Diese Ungeduld habe ich schließlich irgendwann in Vorfreude verwandeln können. Das habe ich nicht allein geschafft. Nein, Pflanzensamen, die ich für meinen Garten vorgezogen habe, haben mir dabei geholfen. Mir wurde eines schlagartig klar: Pflanzen lassen sich nicht stressen. Sie keimen und wachsen und blühen kein bisschen zu früh und kein bisschen zu spät. Sie kennen nur ein »Jetzt ist die richtige Zeit« – und das lehrt uns Geduld. Auch wenn ich mir noch so sehr wünsche, dass aus dem Samen endlich ein kleines grünes Pflänzchen wächst – ich muss mich gedulden, es hegen und pflegen.

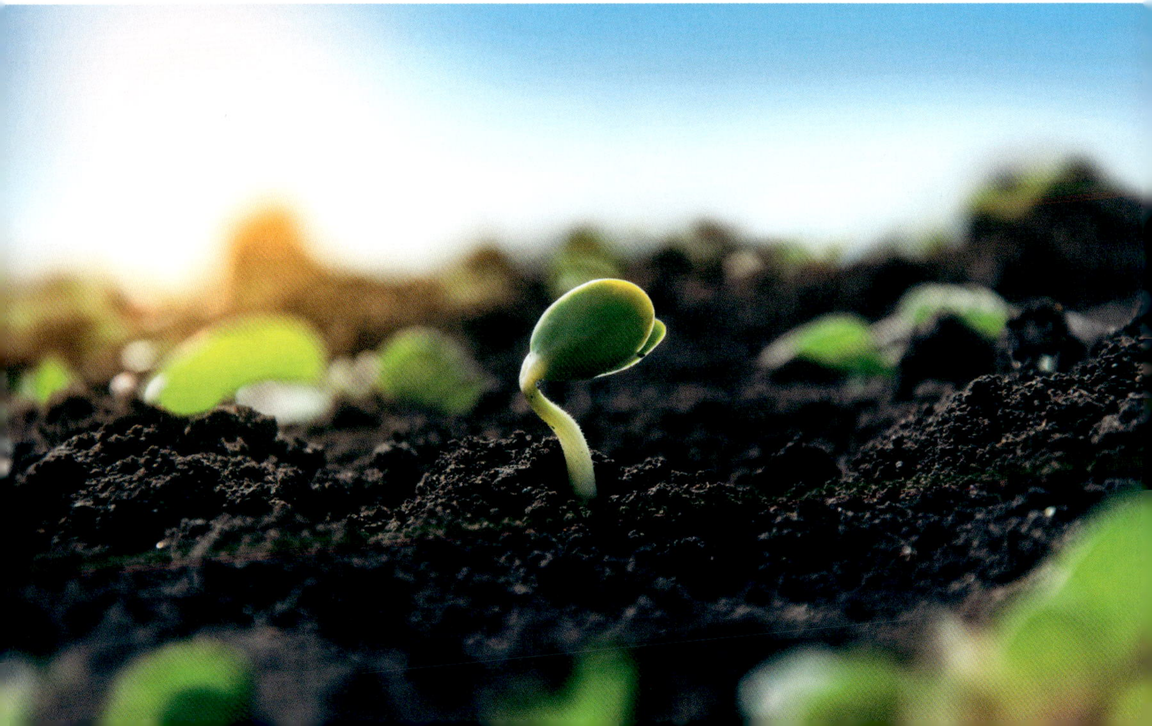

## DEIN KRÄUTERPARADIES ZU HAUSE

Wir sind ein Teil der Natur, und wir fühlen uns dort am wohlsten. Es ist unsere ursprüngliche, eben natürliche Umgebung. Der Ort, wo wir Abstand gewinnen, neue Ideen spinnen und Kraft tanken können. In der Natur finden wir den Ausgleich, um gesund zu bleiben oder wieder zu werden. Insbesondere die Pflanzen können unsere wertvollsten Begleiter durchs Leben sein – und viele von ihnen fühlen sich auch bei uns zu Hause sehr wohl. Gerade Kräuter standen den Menschen schon immer nah und sind nicht von ungefähr weltweit überall in Gärten, auf Terrassen, Balkonen oder einfach im Küchenfenster zu finden.

Auch zu Hause von Grün umgeben zu sein entlastet und harmonisiert uns. So hat beispielsweise eine Studie mit jungen Probanden gezeigt, dass Zierpflanzen in Räumen zur Stressentlastung beitragen und Entspannung fördern können. Und jetzt stell dir vor, du hast Kräuter bei dir zu Hause, die dir neben einer deutlichen Steigerung deines Wohlbefindens sogar noch etwas mehr schenken: nämlich ihre Blätter und Blüten, die du ernten und essen oder zu naturheilkundlichen Unterstützern verarbeiten kannst.

## DER RICHTIGE PLATZ

Bei der Auswahl deiner Kräuter solltest du natürlich auf den geeigneten Platz achten. Gerade mediterrane Kräuter wie Basilikum oder Lavendel lieben die Sonne und wollen nicht zu viel gegossen werden. Heimische Kräuter wie die Petersilie sind vielleicht für manche, die noch keinen grünen Daumen ausgebildet haben, ein wenig unkomplizierter. Mein Tipp ist, Kräuter nicht einfach in dem kleinen Topf zu lassen, in dem du sie kaufst, sondern sie in Kübel zu pflanzen. Oder hast du bei Platzmangel schon einmal daran gedacht, eine Hängeampel zu verwenden? Auch damit hast du in luftiger Höhe immer einen Zugriff auf frische Kräuter. Außerdem wichtig: düngen! Wir verwöhnen unsere Pflanzen mit viel, meist zu viel Wasser, vergessen aber die Nahrung, die auch sie benötigen. Daher solltest du deine Kräuter von Zeit zu Zeit mit Bio-Dünger stärken.

Oder denkst du noch größer? Denkst du an einen eigenen Garten – oder hast du bereits einen? Natürlich kann das nicht jeder von uns realisieren – aber in Zeiten des »Urban Gardening« gibt es mehr Möglichkeiten denn je, eine kleine Gartenparzelle oder ein Stück Acker zu mieten und gemeinsam mit Freunden zu bepflanzen. Gerade in den letzten Jahren sind unglaublich viele neue Ideen hinzugekommen, wie man zu einem Stückchen Garten kommen kann. Es gibt sogar schon die Möglichkeit, virtuell per App sein Gartenstück zu bepflanzen und abzuernten. Aber das ist nicht das, wohin ich dich einladen möchte. Ich möchte dich ermutigen, deinen Garten oder dein Stückchen Grünfläche als deinen persönlichen Therapeuten und besten Freund anzusehen. Nicht umsonst gibt es den Begriff der Gartentherapie und damit auch eine akademische Ausbildung zum Gartentherapeuten, der Menschen hilft, ihr psychisches und physisches Wohlbefinden zu steigern. Auch sozial bedingte Krankheitsbilder wie Depression oder Traumatisierung werden so behandelt.

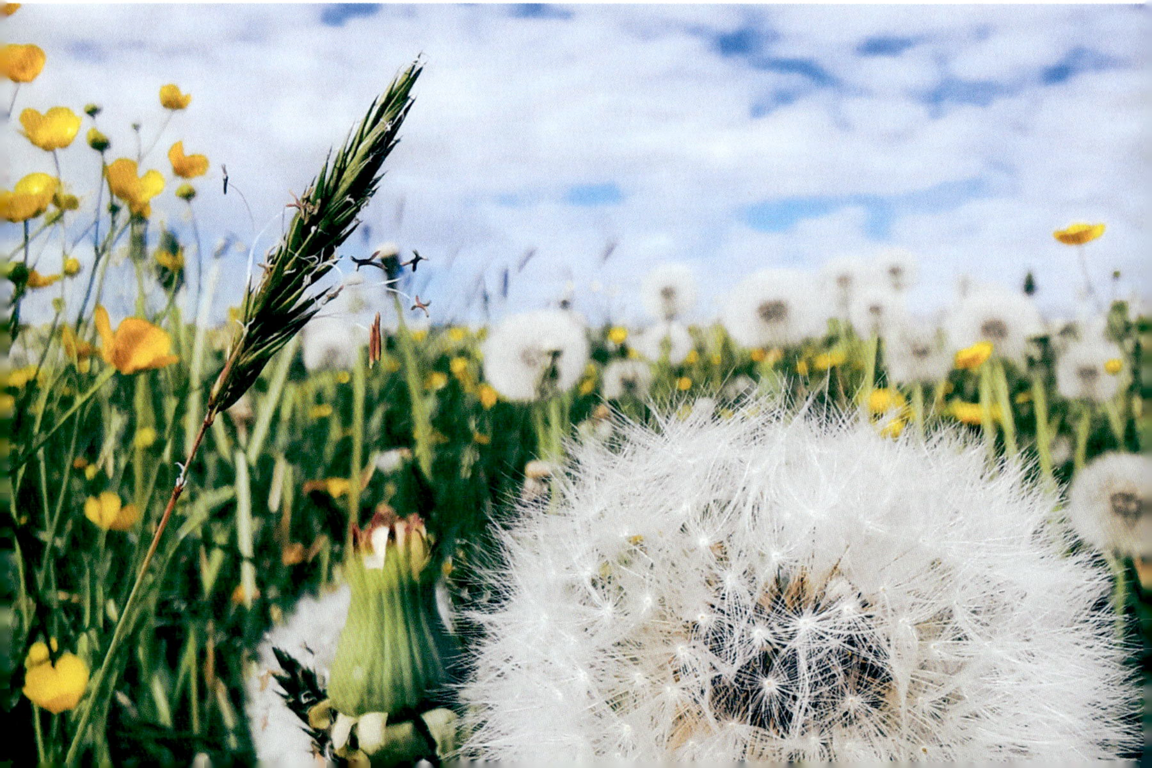

Das ist nachvollziehbar, denn wie wir gesehen haben, vergessen wir im Garten Zeit und Raum und beschäftigen uns auf eine sinnstiftende Weise. Wenn du deine Hände in die kühle, feuchte Erde steckst, kleine Erdkügelchen oder Steine ertastest, mit der Erde arbeitest, dann fühlst du dich sprichwörtlich geerdet. Erde ist die Substanz, die dich wieder zu dir zurückführen kann. Zu deinem Selbst, zum Ursprünglichen. Außerdem kannst du im Garten wieder erleben, wie aus dem scheinbaren Nichts etwas Neues entsteht. Eine neue Pflanze, die du begleiten kannst und die dir am Ende ihre Schönheit und vielleicht auch ein paar Nahrungs- und Heilmittel schenkt. Ein Garten führt dich zu deinen Wurzeln zurück. Er fördert deine körperliche Entspannung, wodurch der Stress automatisch vermindert wird, und das erhöht wiederum deine Widerstandsfähigkeit. Zahlreiche Studien belegen bereits, was wir alle längst spüren: Die Gartenarbeit hat sehr viele positive Auswirkungen auf unser seelisches Wohl. Selbst wenn du »nur« regelmäßig von Blüte zu Blüte wanderst, auf Entdeckungsreise gehst, einfach Zeit in einem Garten verbringst, wird deine Seele ihre verdiente Auszeit erleben, und davon profitiert auch deine Gesundheit.

## Übung: Erlebe die Erdung

*Geh einmal raus und grab deine Hände in die Erde. Ob in deinem Garten oder irgendwo in der Natur. Nimm etwas Erde in deine Hände und sieh sie dir genau an. Spüre sie. Wie ist ihre Struktur, fest durch viel Regen oder eher trocken? Lehmig oder steinig? Ist sie schwarz oder hell, und findest du darin auch Pflanzenteile? Konzentrier dich auf das, was du in deinen Händen hältst. Und nun warte auf Gedanken, die sich in deinem Kopf zeigen. Was kommt dir als Erstes in den Sinn? Schreib dir diesen Gedanken auf, und dann geh wieder in deinen Alltag zurück. Mach diese kleine Übung ruhig öfter und beobachte, was sich tut.*

# Öffne dich den Wohlfühlkräutern

Nun habe ich dir bereits ein paar Einblicke in die große Kraft der Natur und speziell der Kräuter gegeben. Gerade für unser psychisches und seelisches Wohlbefinden sind sie unübertroffen. Und wie wir alle wissen, haben sehr viele Krankheitsbilder in den letzten Jahren stark zugenommen, die ihren Ursprung in einer überlasteten Psyche haben können: Angststörungen, Depressionen, Burn-out, Schlaflosigkeit, Migräne ... Psychische und psychosomatische Krankheiten haben sich in den letzten Jahrzehnten enorm vermehrt. Wir alle kennen die ersten kleinen Anzeichen und Störungen des Wohlbefindens – Verspannungen, Gereiztheit, Unlust, den Tag zu beginnen – und genau jetzt sollten wir ihnen mit der Kräuterkraft begegnen, statt sie zu ignorieren und als »normal« abzutun.

Genau dafür kannst du die Hauptakteure dieses Buches einsetzen, die zwölf Wohlfühlkräuter, die ich dir ans Herz legen möchte. In zwölf Porträts dieser Kräuter mit vielen Informationen und Rezepten zeige ich dir, inwieweit dich diese Heilpflanzen im Alltag so unterstützen können, dass du aus deiner Mitte heraus, kraftvoll und psychisch stark deinen Weg gehen kannst. Sie alle helfen dir nämlich auf körperlicher Ebene, aber insbesondere auch auf seelischer. Sie kannst du zu deinen Begleitern machen – in der Arbeit, der Ausbildung, deiner Freizeit und ebenso im Familienleben. Nicht alle werden für deine aktuelle Lebenssituation passen. Vielleicht spricht dich nur ein einziges Kraut an – dann mach genau dieses zu deinem derzeitigen Begleiter und Unterstützer. Lass dich von den Kräuterporträts inspirieren, informieren und höre am Ende auf dein inneres Gefühl, deine Intuition. Sie wird dir sagen, welche Heilpflanze du in dein Leben holen solltest.

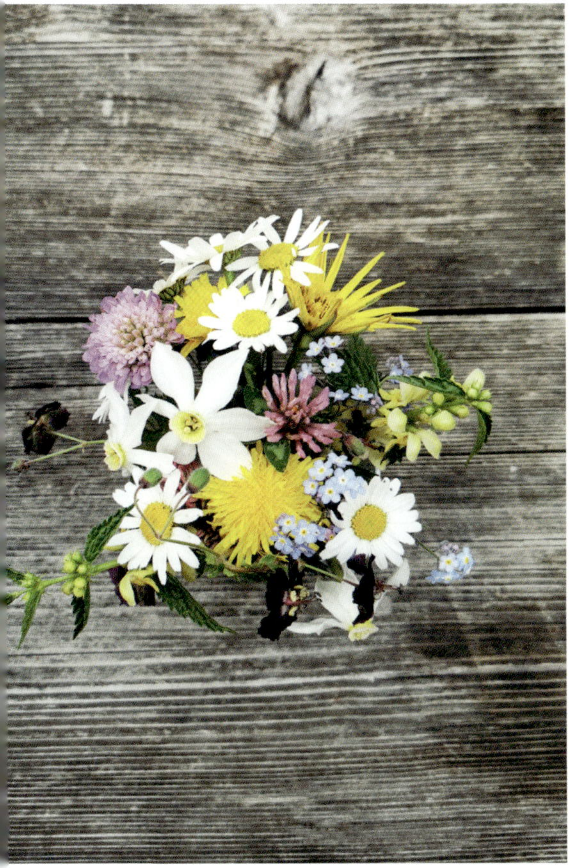

An dieser Stelle möchte ich noch eine kleine Warnung aussprechen. Wenn du beginnst, dich wieder mit der Natur zu verbinden, wird das unweigerlich bedeuten, dass du dich mit dir selbst und deinen Lebensumständen auseinandersetzen musst. Anfangs kann das manchmal einen schmerzhaften oder traurigen Moment bewirken. Doch ich weiß aus eigener Erfahrung, dass es bald immer besser, immer leichter und freier wird, wenn du dranbleibst und die Kräfte der Natur wirklich nutzt.

Ich spreche das an, weil ich immer wieder Menschen sehe, die sich zwar Hilfe suchen, letztlich aber nichts verändern wollen. Sie wollen sich nicht mit den eigenen Gedanken auseinandersetzen, sie wollen nicht reflektieren und innerlich aufräumen. Eher übertönen sie innere warnende oder wegweisende Stimmen mit dem Lärm aus den sozialen Medien und allerlei Ablenkung. Unsere Welt bietet dafür ja genügend Möglichkeiten. Wenn du dein Leben allerdings wirklich in eine neue, gesündere und bessere Richtung lenken willst, dann brauchst du die Bereitschaft, in die Natur und in dich selbst einzutauchen, in die Stille und die Ruhe, von der ich anfangs gesprochen habe. Dort werden sich dir immer Lösungen präsentieren, mit denen du den nächsten Schritt setzen kannst. So optimierst du nach und nach deine Lebensumstände. Es passiert einfach.

»Was, wenn sich in meinem Leben dann wirklich etwas ändert? Wird es dann ganz sicher besser?« Das ist eine Frage, die sich viele Menschen stellen. Vielleicht gehörst du dazu. Dann möchte ich dich daran erinnern, dass du zu diesem Buch gegriffen hast, weil du dir mehr Wohlbefinden in deinem Leben wünschst. Irgendetwas scheint also nicht so zu laufen, wie du es gern hättest. Eine Veränderung steht daher auf jeden Fall an. Und letztlich gehen solche Phasen immer mit gewissen Verlustängsten einher. Etwas Altes muss gehen, damit etwas Neues entstehen kann.

Auch hier können wir von der Natur lernen. Die Pflanzen zeigen uns nämlich den natürlichen Kreislauf von Leben und Sterben, von Kommen und Gehen, von Altem und Neuem. Im eigenen Garten oder auf dem Balkon ist das natürlich wunderbar zu beobachten. Dort kannst du deine Kräuter und Pflanzen vom Frühling an begleiten, oft sogar schon als Keimling. Du siehst, wie sie heranwachsen und stärker werden, bis sie sich schlussendlich in den Herbst hinein wieder verabschieden. Dann weißt du aber, dass es im nächsten Jahr weitergeht.

Und noch etwas zeigt uns der Garten. Nach zu starkem Regen, Schneckenattacken oder vielleicht sogar Pilzerkrankungen findet eine fast tot geglaubte Pflanze nicht selten wieder zu ihren Kräften zurück. Sie kann so vielen Schwierigkeiten trotzen. Eine unfassbare Stärke, die zu beobachten auch dir zeigt: Du kannst ebenso widrigen Umständen trotzen und jede Veränderung meistern. Manche Kräuter, wie zum Beispiel der Beinwell, zeigen uns sogar, dass sie im nächsten Jahr umso stärker wachsen, wenn im Herbst ihre Wurzeln halbiert und damit stark verletzt werden. Lass also deine Ängste fallen und öffne dich für kraftvolle Veränderungen.

## SELBSTFÜRSORGE – MIT DER KRAFT DER NATUR

Was ich dir hier empfehle, klingt nach Selbstfürsorge. Das ist ein Trendwort – und oftmals macht es uns erst recht Stress. Denn wie sollen wir auch noch die Zeit aufbringen, gut für uns zu sorgen? Wir sehen dann Bilder von Frauen, die ihren Alltag mit all seinen Aufgaben ganz leicht schaffen – und dann gibt es zum Abend hin noch die Belohnung in Form eines Schaumbades. Denn wir müssen uns ja schon auch ein wenig um uns selbst kümmern.

Aus meiner Sicht ist das der absolut falsche Weg. Es geht nicht darum, von früh bis spät To-do-Listen abzuarbeiten und sich am Abend noch etwas zu verwöhnen. Körper, Seele, Wohlbefinden, das ist das Wertvollste, was du überhaupt hast. Dich darum zu kümmern sollte immer an erster Stelle stehen. Ganz egal, wie deine Lebensumstände aussehen – wenn du dich nicht zuerst um dich selbst und um deine Kraft kümmerst, wirst du einen hohen Preis zahlen. Viele Menschen fallen in depressive Erkrankungen oder bekommen ernsthafte körperliche Beschwerden, nachdem sie sich jahrelang nicht um ihr Wohl gekümmert haben. Dann helfen auch keine Schaumbäder mehr. Streiche also #selbstfürsorge als Trendwort und stell dein Grundbedürfnis, mit Freude, Kraft und voller Motivation durchs Leben zu gehen, an erste Stelle. Hier schließt sich der Kreis zum Anfang des Buches: Denn um kraftvoll zu leben und die Batterien immer wieder voll aufzuladen, brauchen wir die Natur. Wir regenerieren am besten dort, wo wir herkommen: draußen auf den Wiesen, in den Wäldern, unter Bäumen und im Zusammenspiel mit den Kräutern. Nutze diese Möglichkeiten, damit du in deinem Leben möglichst jeden Tag zufrieden und leicht durchatmen kannst, mit einem ehrlichen Lächeln im Gesicht.

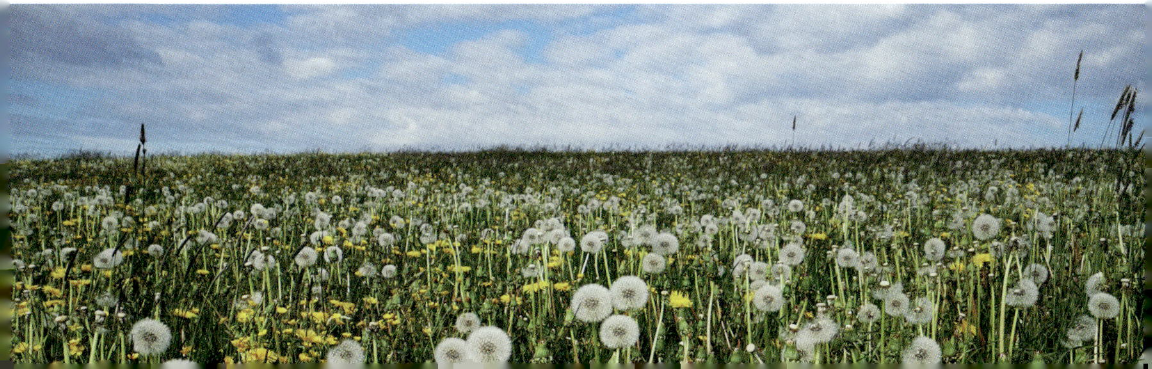

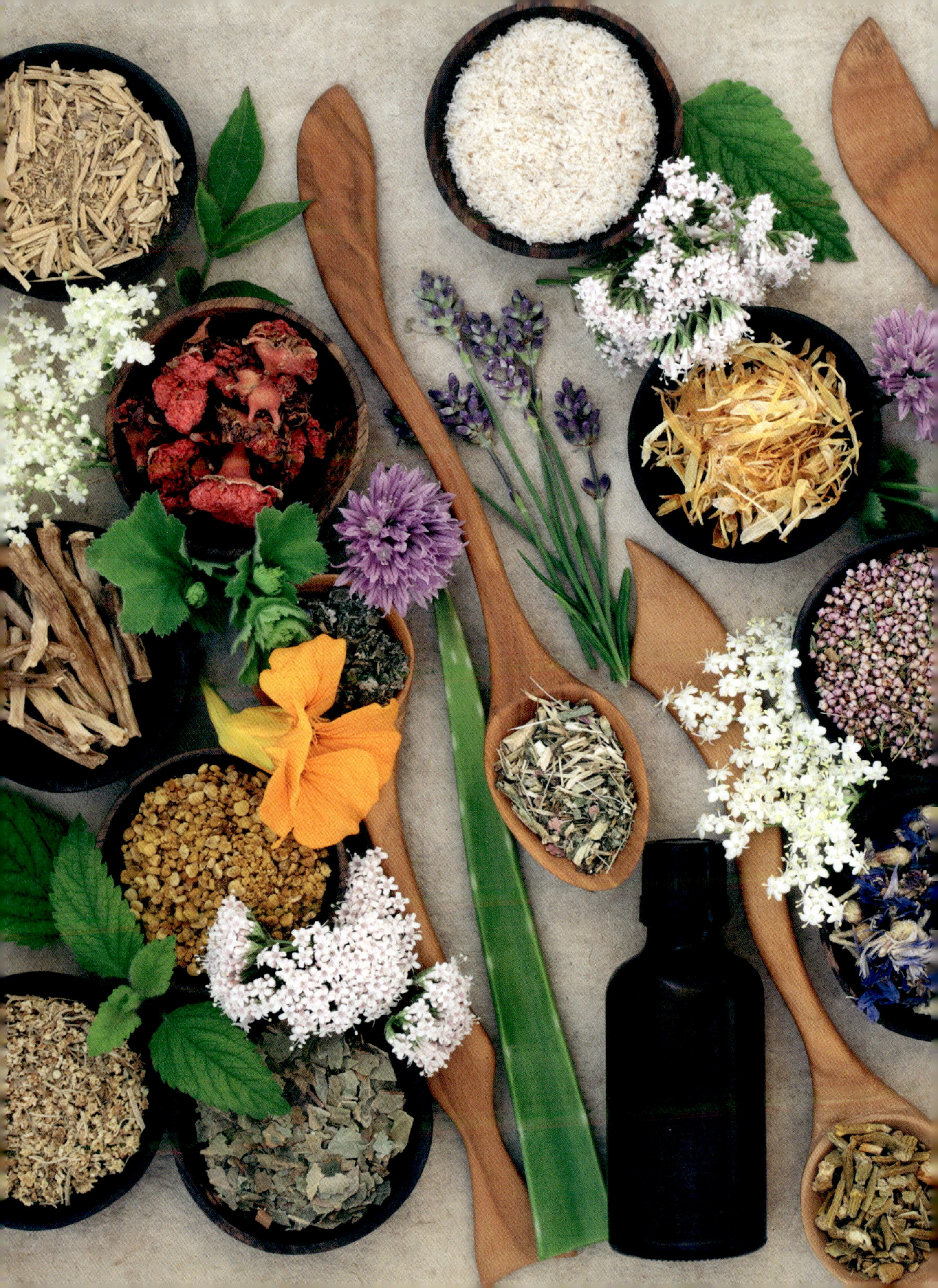

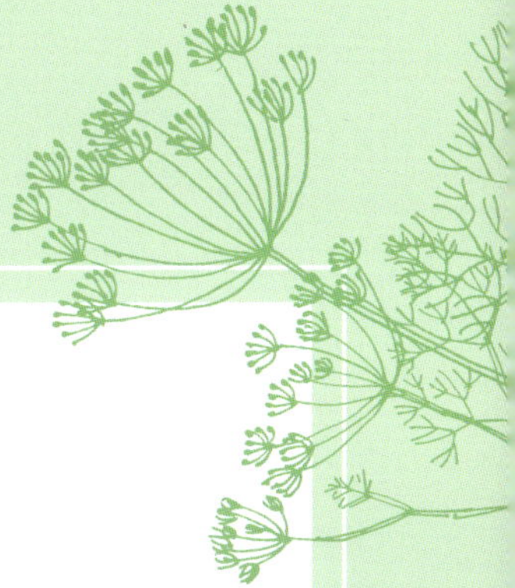

# Deine zwölf Wohlfühlkräuter

Zwölf Pflanzen für deine Seele stelle ich dir auf den folgenden Seiten vor – mit Informationen zu ihrem Wesen, der Geschichte und vor allem: Rezepten für heilsame und tröstende, beruhigende und stärkende Anwendungen für zu Hause. So profitierst du aufs Beste von deinen freundlichen Begleitern aus der Natur.

# Lavendel – dein entspannend duftender Begleiter

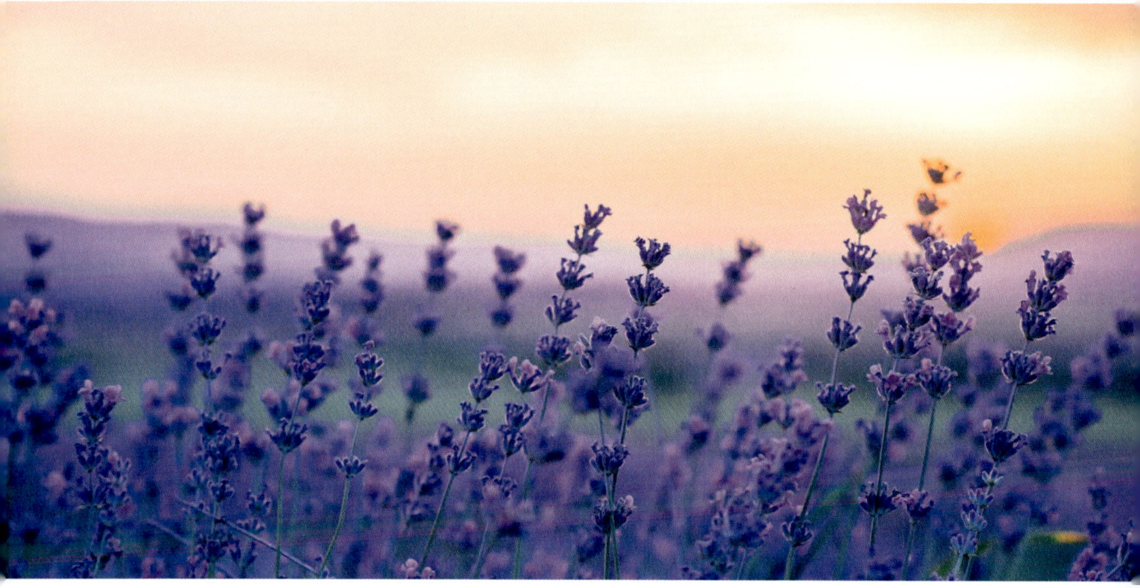

Ich habe den Lavendel wieder lieben gelernt. Heute weiß ich seinen einzigartigen Duft zu schätzen und seine Wirkung für mich zu verwenden. Aber vielleicht geht es dir beim Lavendel so, wie es mir noch vor ein paar Jahren damit gegangen ist. Diese blau-lila blühende Pflanze, die oft in Seife, Duschgel oder Duftkissen verwendet wird, hat mich sehr an meine Oma erinnert. Und damit war es in meinen jungen Jahren auch kein Duft, der zu mir gepasst hätte. Zu sehr verstaubt schien mir dieses Kraut.

Aber sein Image hat sich gewandelt. Der Lavendel erlebt in seinen vielfältigen Facetten und Verwendungsmöglichkeiten eine Renaissance. Auch viele junge Menschen schätzen heute seinen Duft. Und welche Wirkung der Lavendel dabei auch auf unser Gemüt hat, das möchte ich dir in diesem Kapitel näherbringen.

## DIE PFLANZE IN DER NATUR

Wenn ich in diesem Buch über den Lavendel spreche, dann über *Lavandula officinalis*, also den echten Lavendel. Das ist wichtig zu erwähnen, weil du vielleicht auch schon in Gärtnereien die unfassbar vielen verschiedenen Lavendelarten entdeckt hast. Nicht jede davon hat eine unterstützende Wirkung auf unseren Geist und die Seele.

Heimisch ist die Pflanze im Mittelmeerraum, da wo die Sonne stark auf die Felder scheint und der Lavendel sein wertvolles ätherisches Öl produzieren kann. Die Bilder von Lavendelfeldern in der Provence werden dir jetzt sicherlich genauso in den Sinn kommen wie mir. Aber der Lavendel findet auch seinen Platz bei uns in den Gärten oder in einem Topf. Da das Klima weiter im Norden immer heißer wird, wird sich diese mediterrane Pflanze auch bei uns sicherlich immer wohler fühlen.

## DEIN LAVENDEL ZU HAUSE

Die Pflanze mag es sehr trocken und sonnig. Achte also darauf, dass du ihr ein feines helles Plätzchen im Garten oder auf dem Fensterbrett gibst. Und auch wenn wir es immer gut meinen mit dem Wasser, weniger ist hier definitiv mehr. Denn denk daran: Wie oft regnet es im Süden im Sommer?

Gesammelt wird der Lavendel, wenn sich die ersten Blüten öffnen. Dann kannst du ein Sträußchen binden und es kopfüber zum Trocknen aufhängen. Wie immer gilt auch hier, die Kräuter nicht direkt in der Sonne zu trocknen. Du kannst für den frischen Gebrauch auch die Blätter jederzeit pflücken.

## AUS DER GESCHICHTE DER PFLANZE

Von Hildegard von Bingen bis hin zu Paracelsus, bereits in der ganz frühen Volksmedizin wurde der Lavendel für seine nervenstärkende und beruhigende Wirkung verwendet. Die »gute alte Hilde« hat auch schon gesagt, dass der Lavendel Körper und Seele reinwäscht, böse Geister und unreine Gedanken vertreibt und das Ich stärkt. Bei den Römern wurde die duftende Pflanze sogar eingesetzt, um den Soldaten mehr Mut mitzugeben. Und selbst Caesar hat in einem Lavendelbad immer wieder seiner Seele eine Ruhepause gegönnt.

Hier zeigt sich schon, dass dieses Kraut früher nicht nur bei den Alltagsproblemen seinen Einsatz gefunden hat, bei denen wir ihn heute nutzen. Denn meistens glauben wir, der Lavendel hilft »nur« bei Schlafproblemen. Aber er kann mehr. Bei einer hohen Dosis zeigt er sogar eine belebende Wirkung. Und wenn dir mal das Herz vor Liebeskummer schmerzt, dann kann dir der Lavendel auch Trost bringen. Dafür wurde diese duftende Pflanze früher ebenfalls geschätzt.

## DER EINSATZ DER PFLANZE

Das Wichtigste beim Einsatz des Lavendels ist, dass du den Geruch magst. Ein Kraut, das du »nicht riechen kannst«, wird dir wenig nützen. Wenn du aber zum Team Lavendel gehörst, dann kann dein seelisches Wohlgefühl auf vielfältige Art und Weise davon profitieren. Diese Heilpflanze wirkt

- beruhigend,
- schlaffördernd,
- sie hilft dir in hektischen Situationen,
- bei einem nicht zu stoppenden Gedankenkarussell,
- bei Stress und Unruhe,
- bei großem Leistungsdruck,
- bei nervösem Reizmagen, nervösen Darmbeschwerden, nervösem Herzklopfen,

- bei depressiver Verstimmung
- und Angst oder Ängstlichkeit.

Vor allem ist der Lavendel ein Kraut, das eine entspannende Wirkung hat, ohne müde zu machen. Du kannst ihn dir also als beruhigenden Freund auch mit in den Alltag nehmen und brauchst keine Sorge zu haben, dass du dabei deine Energie verlieren wirst.

Der Lavendel war und ist bereits Objekt vieler wissenschaftlicher Studien, die gezeigt haben: Ja, dieses Heilkraut hilft bei Unruhezuständen und Einschlafstörungen. Er ist sowohl ein Tages- als auch Nachtsedativum. Er beruhigt tagsüber, ohne müde zu machen, fördert aber dennoch auch das Einschlafen in der Nacht.

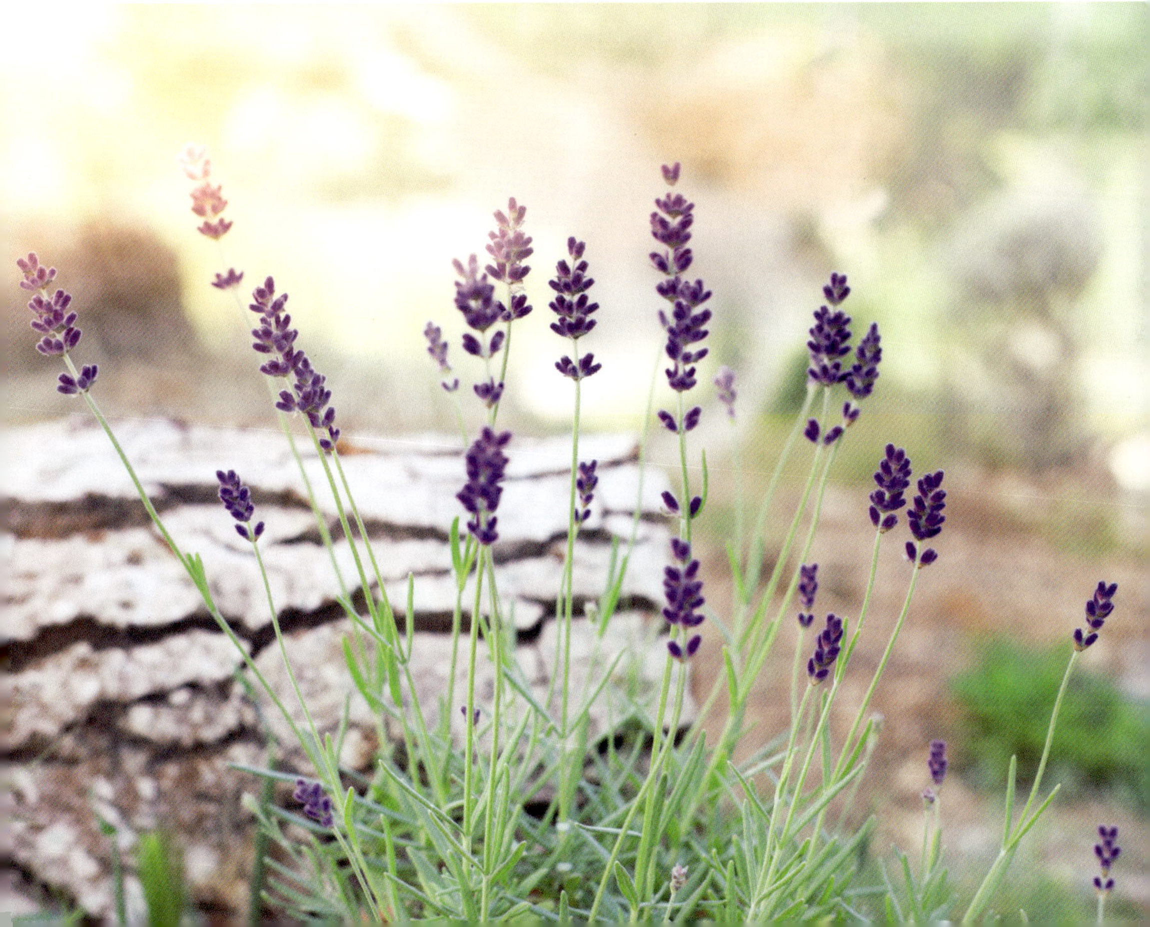

## Der Lavendel als dein Seelenfreund

Du wünschst dir Geborgenheit und sehnst dich gerade in aufwühlenden Zeiten nach Sicherheit? Der Lavendel schenkt dir beides. Der Duft ist ein alter Bekannter, und das gibt dir in unsicheren Zeiten Halt. Wenn du den Lavendelduft tief einatmest, wirst du dich wie in Watte gepackt fühlen, ein warmes Empfinden wird sich in deinem Inneren breitmachen. So, wie wenn du die Augen schließt und dein Gesicht in die wärmende Sonne hältst. Nimm dir mit der Fähigkeit des Lavendels einen kurzen Moment Auszeit vom Alltag.

Der Lavendel ist ein Schutzkraut, das Dinge von dir fernhält, die dich innerlich zerfressen könnten. Er begleitet dich durch den Tag, gibt dir ruhige Kraft für deine Tätigkeiten und eine entspannende Wirkung, wenn es Zeit zum Schlafen wird. Aber auch wenn du Abschied nehmen musst, ob von einer Beziehung oder einem geliebten Menschen oder Tier, kann dir das Herzkraut bei deiner Trauer dienen. Ob bei Schicksalsschlägen, Krisen oder dem notwendigen Überwinden von Grenzen: Der Lavendel steht dir als sicherer Wegbegleiter zur Seite. Er beruhigt deine Seele und deine Sinne. Auch bereits dann, wenn du dir einfach mal nur eine Zeit lang seine blauen Blüten genauer ansiehst.

## DEINE ANWENDUNGEN MIT DEM LAVENDEL

Eine sehr einfache Möglichkeit, jederzeit vom Lavendel zu profitieren, ist das reine ätherische Öl. Es ist eines der wenigen, die ohne Bedenken auch auf die Haut aufgetragen werden können. So ein Fläschchen kann dich immer begleiten – und du brauchst nur einmal dran zu schnuppern, wenn der Alltag dich zu sehr im Griff hat, oder ein paar Tropfen auf dein Kissen zu geben, wenn du nicht schlafen kannst. Das sind die schnellsten Möglichkeiten, um von der Wirkung des Lavendels zu profitieren. Aber auch mit dem reinen Kraut – ob selbst geerntet oder getrocknet gekauft – kannst du wunderbare Anwendungen umsetzen. Zum Beispiel die folgenden beiden.

Rezept

## Lavendel-Raumduft

Eine klassische italienische Espressokanne wird hier zum Hilfsmittel für deinen Raumduft umfunktioniert. Da, wo normalerweise der Kaffee seinen Platz findet, werden die Lavendelblüten platziert.

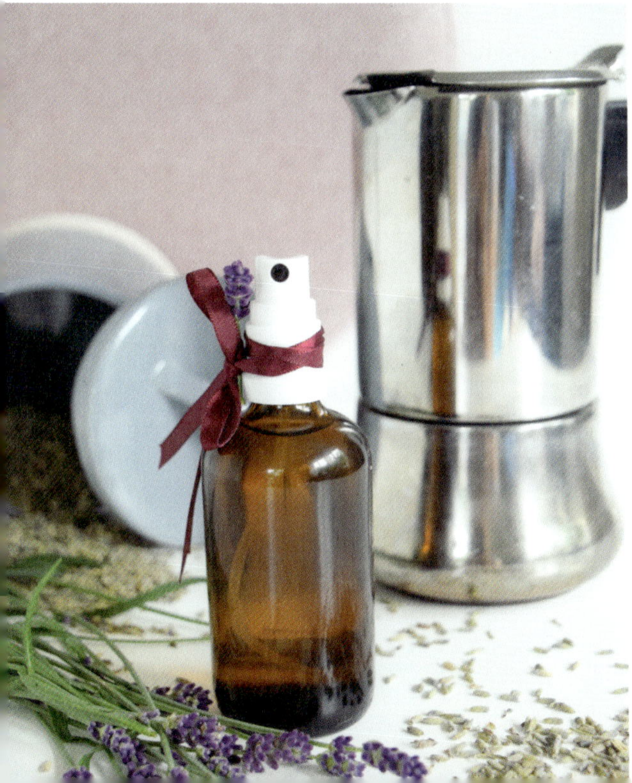

**ZUTATEN**

- frische oder getrocknete Lavendelblüten
- Wasser
- Salz
- Espressokanne
- Pumpspray

Achte darauf, dass die Espressokanne gut gereinigt wurde und nicht mehr nach Kaffee duftet. Nun wird in den unteren Teil der Kanne das Wasser eingefüllt und oben in das Sieb kommen die frischen oder getrockneten Lavendelblüten. Rauf auf den Herd und nach wenigen Minuten sammelt sich im oberen Teil der Kanne ein zart duftendes Lavendelwasser. Da so ein Wasser dazu neigt, schnell schimmlig zu werden, kommt noch ein wenig Salz dazu: pro 100 Milliliter ein Teelöffel Salz. Wenn es sich im Lavendelwasser aufgelöst hat, kann alles in eine Pumpsprayflasche gefüllt werden und ist bereit für seinen Einsatz als beruhigender Duftspray, den du dir in stressigen Situationen auch als Hautwasser ins Gesicht sprühen kannst. Eine Wohltat, um wieder einen klaren Kopf zu bekommen.

Rezept

## Lavendel-Schlafmilch

Ich bin ein riesiger Fan von Milch mit Honig. Ein ganz tolles und uraltes Hausmittel, um leichter in den Schlaf zu sinken. Die Wirkung wird durch die Beigabe von Lavendelblüten natürlich noch verstärkt. Auch Kinder lieben diese Milch. Welche Milch du verwendest, ob pflanzlich oder tierisch, ist ganz dir überlassen.

**ZUTATEN**

- 250 ml Milch nach Wahl
- 2 TL frische oder 1 TL getrocknete Lavendelblüten
- Honig nach Geschmack

Die Milch wird erhitzt und dann vom Herd genommen. Die Lavendelblüten dürfen nun in der Milch zehn Minuten ziehen, dann wird alles abgeseiht und mit dem Honig gesüßt.

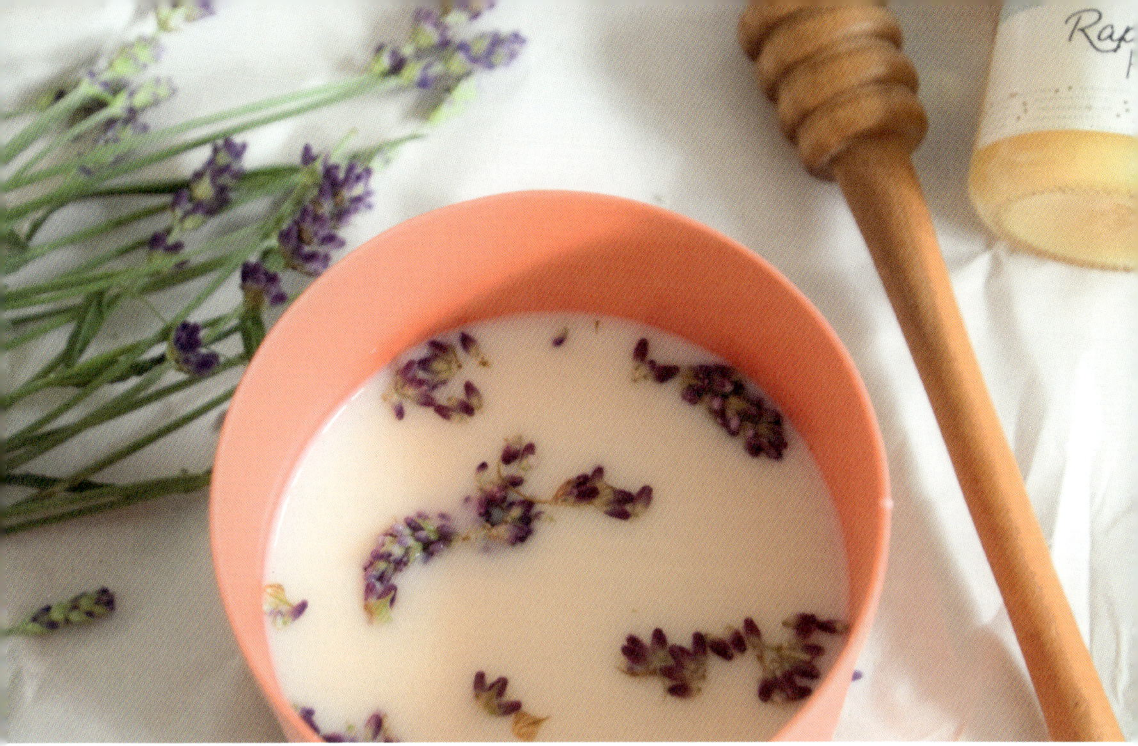

## Lavendel wirkt als

- Schutzkraut
- Herzkraut
- Stresskraut

Dieses Wohlfühlkraut hilft dir auf diesen drei Ebenen. Gerade wenn du viel Stress hast, kannst du dich mit seiner Unterstützung besser abgrenzen. Ob als Raumduft, Räucherung, als Schlafmilch oder im Duftkissen, Lavendel ist vielfältig einsetzbar.

# Melisse – deine Herzensfreundin

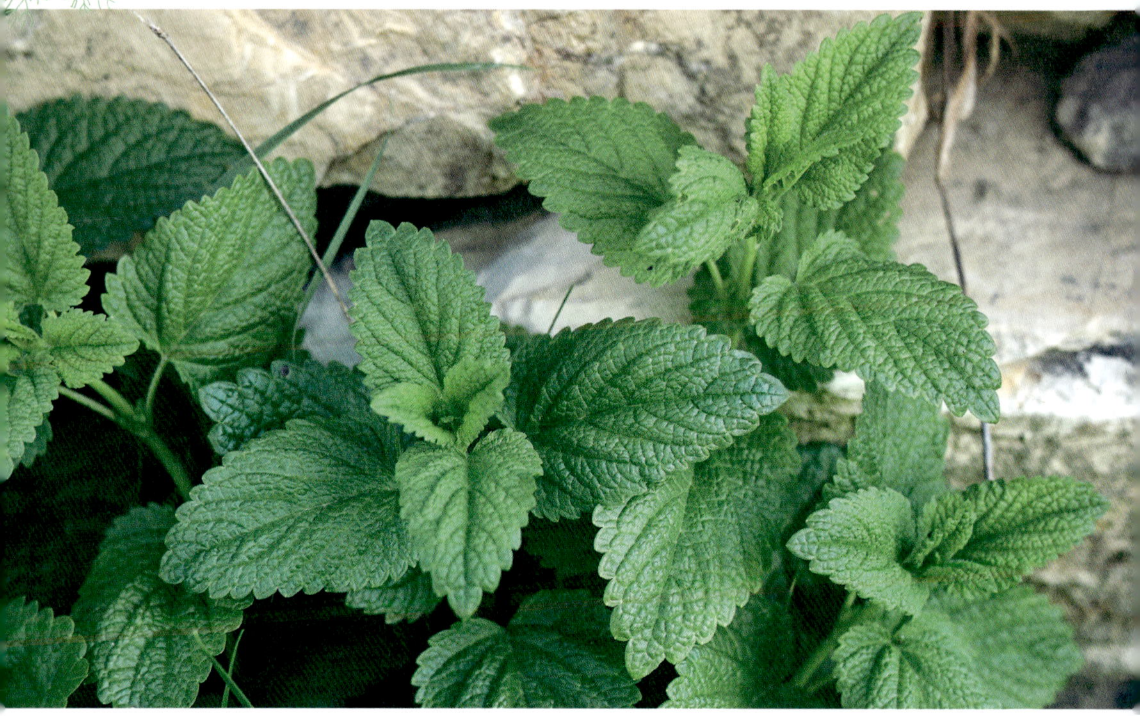

Die Melisse ist eines der Kräuter, die ich aus tiefstem Herzen empfehle, wenn es um seelisches Wohlbefinden geht. Wann immer es heißt: »Nimm es dir nicht so zu Herzen«, sollte sie das Kraut deiner Wahl sein. Die zitronig duftende Melisse ist super verträglich für Jung und Alt. Ihr Name bedeutet »honigsüß«. Für mich bereits ein eindeutiges Indiz, dass sie unser Herz erfreut. Bereits ihr Duft wirkt auf uns beruhigend.

Die Melisse gehört zu den »unscheinbaren« Kräutern, die bei vielen bereits im Garten oder im Topf zu Hause zu finden sind, aber wenig Beachtung bekommen. Okay, manchmal kommen ein paar Blätter in den Mojito. Aber machst du mehr mit ihr? Nutzt du ihr ganzes Können?

## DIE PFLANZE IN DER NATUR

Ihre Heimat ist, wie bei vielen uns bekannten Duftkräutern mit ätherischen Ölen, der Mittelmeerraum. Ihren Weg zu uns hat sie trotzdem gefunden. Eine Frage, die mir oft gestellt wird: Was ist denn der Unterschied zwischen der Melisse und der Zitronenmelisse? Nun, es gibt keinen, denn die *Melissa officinalis* wird wegen ihres Aromas einfach auch gern Zitronenmelisse genannt. Sie gehört zu den Lippenblütlern. Ihre kleinen weißen Blüten, die wir oft gar nicht wahrnehmen, sind für Bienen ein Schlemmerparadies.

Für uns Menschen ist ihr ätherisches Öl der Schatz. Aber um an dieses Öl zu gelangen, muss sehr vorsichtig geerntet werden. Du hast das bestimmt schon mal bemerkt: Wenn du die Blätter nur sanft berührst, macht sich bereits ihr Duft im Raum breit. Die Drüsen auf der Blattunterseite sind extrem empfindlich, und um das wertvolle ätherische Öl zu gewinnen, bedarf es eines großen Aufwandes. Das ist auch der Grund, warum die reinen ätherischen Melissenöle so irrsinnig teuer sind.

## DEINE MELISSE ZU HAUSE

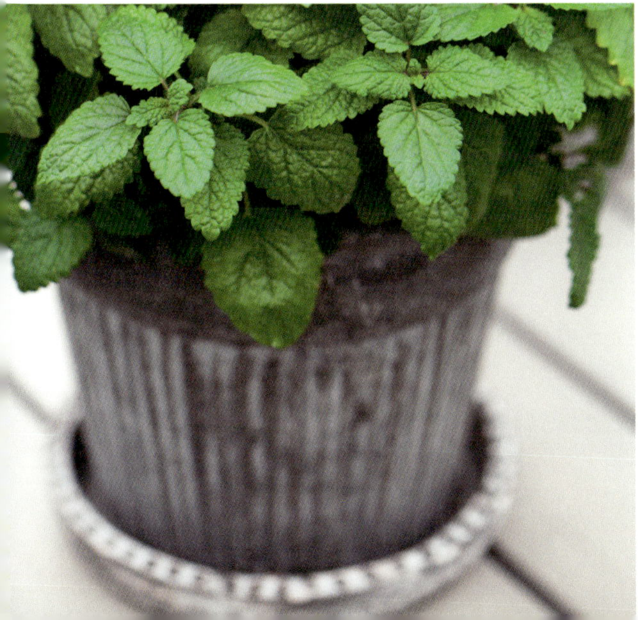

Einmal im Garten, ist sie nicht mehr aufzuhalten. Sie wuchert. Kommt jedes Jahr aufs Neue. Einfach so. Dieses Geschenk solltest du nutzen. Sie mag es sehr gern, an sonnigen Plätzen zu stehen, aber es darf ruhig auch ein feuchter Boden sein. Wenn du die Melisse in einen Topf pflanzt, dann nicht übergießen.

Verwende sie unbedingt auch frisch, da die ätherischen Öle sehr flüchtig sind und beim Trocknen teilweise verloren gehen. Wenn du ein paar Blätter für deinen Tee sammelst, dann ist mein Tipp: die Blätter nicht berühren, sondern die Pflanze bei ihrem behaarten vierkantigen Stängel halten und mit einer Schere arbeiten. Dann wird dein gesammelter Kräuterschatz im Schatten getrocknet, das dauert etwa einen Tag, und dunkel in einem Glas aufbewahrt. Bevor es aber ans Trocknen geht, gönn dir einen Tee mit frischen Blättern: einfach aufgießen und genießen.

## AUS DER GESCHICHTE DER PFLANZE

Hier kommt wieder mein Salzburger Freund Paracelsus zu Wort, für den die Melisse eine der wichtigsten Pflanzen überhaupt war. »Von allen Dingen, die die Erde hervorbringt, ist sie die beste Pflanze für das Herz«. Ein Lebenselixier, das auch bereits im Mittelalter in den Klostergärten zu finden war.

Aber es geht noch früher. Schon in der Antike hat man große Stücke auf dieses Kraut gehalten. Ihre herzförmigen, weichen Blätter haben den Beobachtern der Natur immer schon verraten: Hier wirkt eine Pflanze sanft auf die Beschwerden, die unser Herz belasten. Und dieses Gefühl hast du doch bestimmt schon selbst einmal erlebt. Dann, wenn dich etwas so berührt hat, dass dein Herz sich bemerkbar machte. Entweder mit stärkerem Klopfen oder auch mit einem Stich. Genau dann findet die Melisse ihren Einsatz.

## DER EINSATZ DER PFLANZE

Wenn ich es in einem Satz sagen müsste, würde ich es so beschreiben: Immer wenn sich das Leben auf dein Herz schlägt, dann ist die Melisse für dich da. Sie stärkt es, macht es wieder froh, erleichtert und erheitert es. Im Detail bedeutet das für dich, dass du bei folgenden Zuständen in der Melisse eine Partnerin aus der Natur an der Seite hast:

- bei nervös bedingten Beschwerden wie Aufregung, Unruhe oder Erschöpfung,
- bei Herzklopfen, das viele Auslöser haben kann, zum Beispiel Angst oder Unruhe,
- bei Stress oder stressbedingten Herzschmerzen,
- bei Angstzuständen,
- bei Schlafstörungen
- und Melancholie.

Die Melisse wirkt entlastend bei Sorgen, vertreibt Traurigkeit und macht wieder fröhlich. Oft wirkt sich Stress auch auf unsere Muskulatur aus. Der Rücken oder der Nacken sind die klassischen Zonen, an denen du sicherlich auch schon einmal eine stressbedingte Verspannung gespürt hast. Die Melisse wirkt zum Glück ebenfalls entspannend auf die Muskulatur und spasmolytisch, also krampflösend. Entspannen kann diese Heilpflanze außerdem die Verdauung, und wer in Stresssituationen im Alltag zu Lippenherpes neigt, der hat das Naturheilmittel Nummer 1 in der Melisse gefunden. Ihr ätherisches Öl, aber auch das Hydrolat, also das Pflanzenwasser der Melisse, wirkt antiviral.

## Stärke dein Gedächtnis

Die Forschung hat uns noch einen weiteren Aspekt der Wirkungsbreite der Melisse geliefert. Es hat sich nämlich gezeigt, dass sie ebenfalls die Denkleistung erhöhen kann. Wenn Gedächtnisstörungen das Leben beeinflussen, dann kommt also auch der Lippenblütler erfolgreich zum Einsatz. Die Melisse stärkt unsere Sinnesfunktionen. Sie erfrischt und belebt und das immer auf sehr sanfte Art und Weise. Wunderbar im stressigen Alltag voller Herausforderungen.

Die Melisse ist bei alldem ein sehr gut verträgliches Kraut – auch für Kinder und Schwangere. Nur wenn du große Probleme mit deiner Schilddrüse hast, solltest du den hoch dosierten Einsatz, zum Beispiel in Form von Extrakten, lieber vorab mit einem Profi abklären, einer ganzheitlich arbeitenden Ärztin oder einem Heilpraktiker.

# Die Melisse als deine Seelenfreundin

Spürst du oft dein Herz bei Problemen oder Sorgen im Alltag? Nimmst du dir vieles gleich zu Herzen? Deine Freundin ist hier die Melisse. Sie schenkt dir sehr viel. Wenn du ihr ein Zuhause gibst, dann wird sie dich jedes Jahr mehr und mehr mit ihren Blättern und Blüten bedenken. Sie mag es gern, sanft berührt zu werden. Schon ein leichtes Streicheln über ihre Blätter offenbart ihren erfrischenden und beruhigenden Duft nach Zitrone, der sich sofort auf deine Herzensstimmung auswirkt.

Sie ist eine sanfte Heilpflanze, die weiß, dass auch du zartbesaitet bist. Das zeigt sie dir bereits mit ihren sehr weichen Blättern, die auch die Form eines Herzens haben. Das ist schon der Hinweis, dass die Melisse eine Herzensfreundin ist. Das Herz ist das wichtigste Organ für deinen Körper, aber auch für deine Seele. Ein gebrochenes Herz, Herzschmerz, Herzstechen … Oft ist die Ursache eine seelische, die sich dann in fühlbaren körperlichen Symptomen zeigt. Und genau dann ist diese freundliche Pflanze mit ihrem herzlichen Wesen und ihrem beglückenden Duft für dich da. Eine Herzenströsterin, die dich vom ganz jungen bis ins hohe Alter begleiten, dir Freude schenken und dir wieder ein Lächeln ins Gesicht zaubern will.

## DEINE ANWENDUNGEN MIT DER MELISSE

Du hast doch bestimmt schon einmal vom Melissengeist gehört, oder? Das Lebenselixier, das dir innerlich Ruhe und Kraft schenkt, Magen und Verdauung unterstützt, aber auch äußerlich bei Beschwerden wie Bauchschmerzen oder

Muskelverspannungen eingesetzt werden kann. Für den Melissengeist braucht es etwas mehr als »nur« die Melisse, obwohl sie natürlich die Hauptzutat ist. Wenn du nicht die Möglichkeit hast, alles Nötige selbst zu sammeln, dann findest du alle Zutaten in Kräuterhäusern oder gut sortierten Apotheken.

Ich kann dir nur empfehlen, dir selbst einen Melissengeist herzustellen. Einen Notfalltropfen für die besonders stressigen Augenblicke im Leben. Nimm ihn aber bitte immer in dem Bewusstsein zu dir, dass hier mit hochprozentigem Alkohol gearbeitet wurde. Er ist nicht für Schwangere oder Kinder geeignet.

Rezept

## Melissengeist nach Fräulein Grün

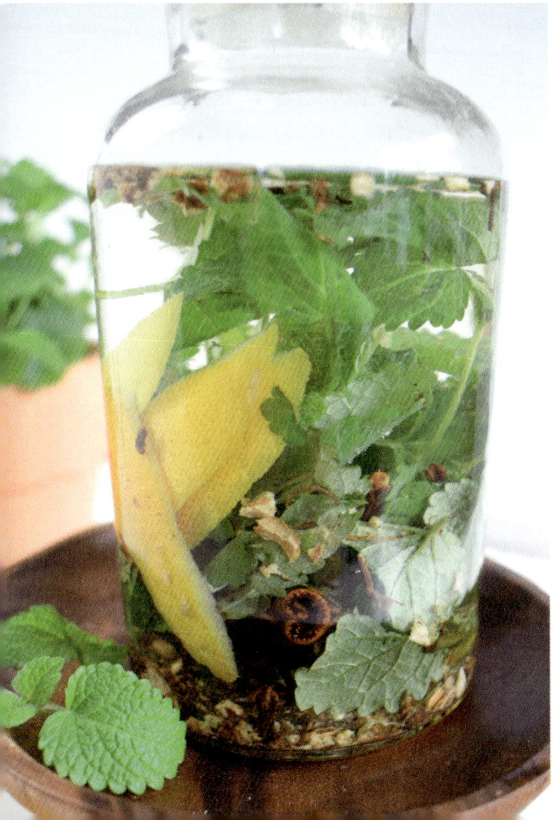

**ZUTATEN**

- 2 Handvoll Melissenblätter
- unbehandelte Schale von 1 Zitrone
- 2 TL Nelken
- 1 Zimtrinde
- 2 TL Angelikawurzel
- 1 TL geriebene Muskatnuss
- 250 ml Korn mit 40 Prozent Alkoholgehalt

Diese Machart überzeugt durch ihre Einfachheit. Alle festen Zutaten kommen in ein großes Glas und werden mit dem Alkohol übergossen. Nun darf der Ansatz zwei Wochen an einem warmen und dunklen Ort ausziehen. Stell ihn nicht direkt auf eine Heizung und nicht direkt aufs Fensterbrett, sondern vielleicht einfach an ein schattiges, dunkleres Plätzchen in einem deiner Wohnräume, vielleicht den Vorraum. Nach den zwei Wochen wird alles abgeseiht und der Melissengeist wird in eine dunkle Flasche gefüllt oder zumindest an einem dunklen Ort aufbewahrt.

Sollte dir dieser Melissengeist durch den hohen Alkoholgehalt zu stark sein, dann kannst du ihn natürlich ruhig mit Wasser verdünnen. Dafür einfach 30 Milliliter der fertigen Arznei mit 250 Milliliter Wasser verdünnen.

Wenn du dann eine unruhige Phase hast oder dein Magen etwas Balsam benötigt, gönn dir ein kleines Gläschen von deinem Melissengeist.

Rezept

## Beruhigende Melisse-Eiswürfel

Eine wunderbare Methode, um Wohlfühlkräuter wie die Melisse in das eigene Leben einzubauen: Du konservierst ihren Duft und ihre Power in Eiswürfeln. Hier peppen sie jedes Erfrischungsgetränk auf und schenken Augenblicke der Entspannung.

**ZUTATEN**

- frische Melissenblätter
- Wasser

Die Melissenblätter werden je nach Größe im Ganzen oder ein bisschen zerkleinert in einen Eiswürfelbehälter gegeben. Danach kommt das Wasser hinzu und alles darf im Eisfach gut durchkühlen.

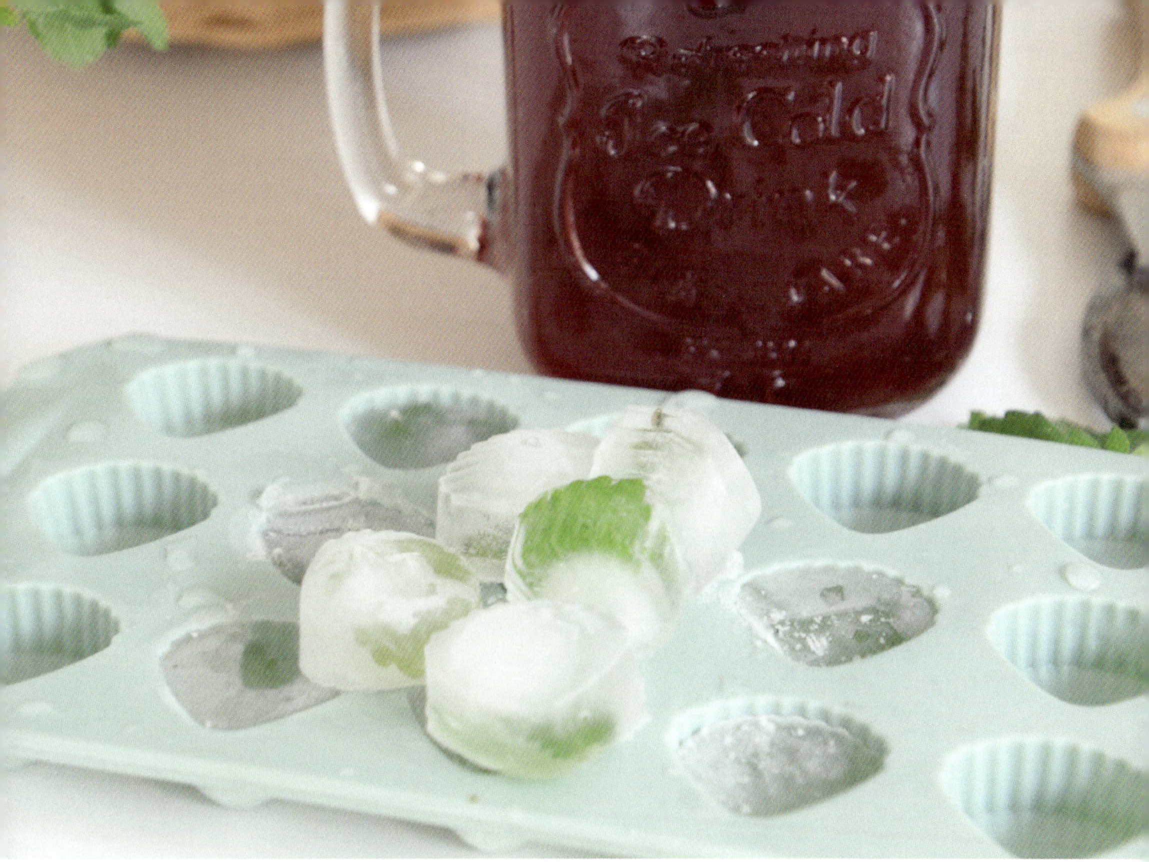

## Melisse wirkt als

- Herzkraut
- Gelassenheitskraut

Schenk deinem Herz mehr Gelassenheit: mit der Melisse, die zum Beispiel wunderbar als Tee, als Duft über ein Hydrolat oder in einem Schlafkissen in dein Leben kommen kann.

# Das Echte Johanniskraut – dein Platz an der Sonne

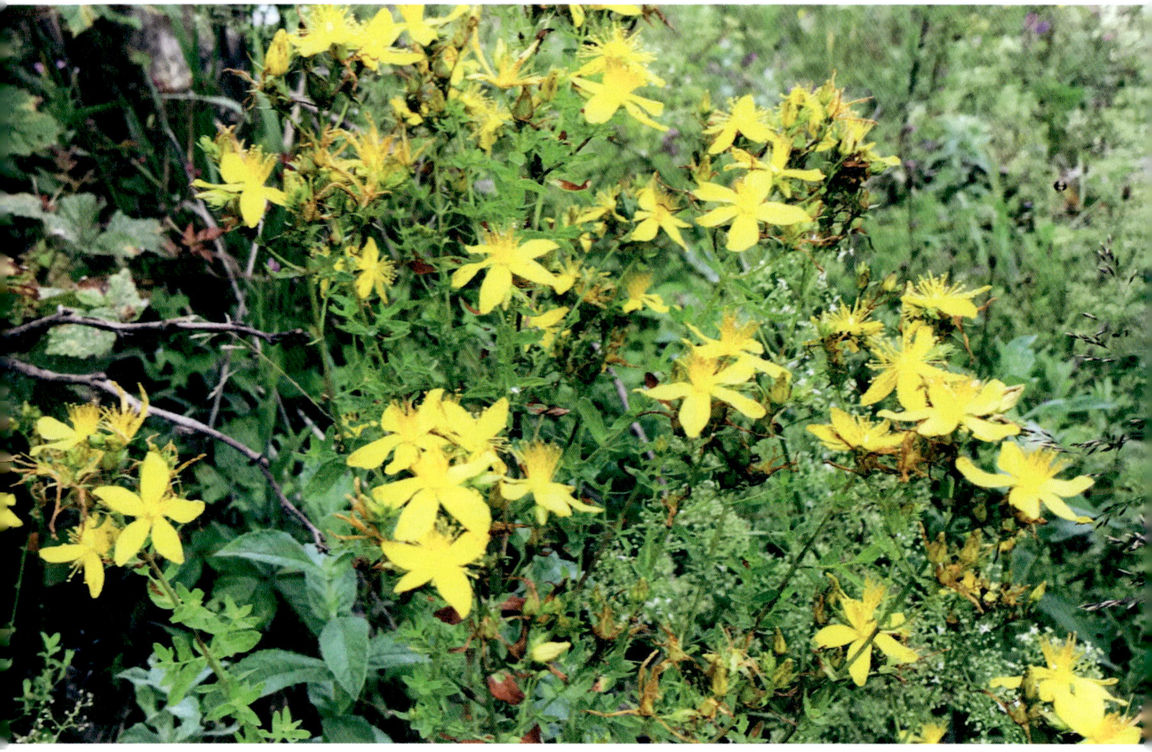

Das Johanniskraut beschreibe ich gern als Lichtschalter aus der Natur. Als eines der bekanntesten Sonnenkräuter kann es unsere dunkelsten Tage erhellen, Freude ins Leben bringen und uns so Erleichterung schenken. Eine sehr geschätzte Heilpflanze, die es sogar geschafft hat, sich ihren Weg aus der Volksheilkunde in die Medizin der Neuzeit zu ebnen. Für mich ist die Pflanze auch ein Begleiter durch die dunkle Jahreszeit. Wenn ich mich schon allzu sehr nach den ersten Frühlingstagen sehne, unterstützt mich das Johanniskraut als Tee und setzt mir die Sonne ins Herz.

## DIE PFLANZE IN DER NATUR

Wie der Titel in diesem Kapitel schon zeigt, spreche ich vom »Echten Johanniskraut«. Es gibt nämlich mehrere hundert Arten von Johanniskraut und in unseren Breiten wachsen oft auch ein paar davon nebeneinander. Trotzdem ist es nicht schwer, das Echte zu erkennen. Zum einen besitzt das Kraut als einziges einen zweikantigen Stängel. Aber es geht noch eindeutiger. Hältst du die Blätter gegen das Sonnenlicht, wirst du kleine Tupfen erkennen. In diesen Blasen befindet sich der rote Farbstoff Hypericin. Zerreibst du Blätter, Knospen oder auch Blüten zwischen deinen Fingern, dann färben sich diese durch den Farbstoff ebenfalls rot. Das sind doch mal einfache Merkmale, um eine Pflanze zu erkennen, oder?

Diese intensive rote Farbe zeigt sich auch, wenn das Kraut in Öl ausgezogen wird. Als Rotöl zählt es in der Naturapotheke zu den ältesten Heilmitteln. Zu finden ist diese starke Heilpflanze natürlich da, wo sie viel Sonne abbekommt. Das kann in der Stadt auch schon mal auf Brachflächen oder in Parks sein oder auch gern an Wegrändern oder in sehr lichten Waldstücken.

## DEIN JOHANNISKRAUT ZU HAUSE

In meinem Kräuterbeet habe ich vor etwa vier Jahren eine kleine Bio-Johanniskraut-Pflanze eingesetzt. Nicht ahnend, dass es ihr hier so gefällt und sie jedes Jahr aufs Neue mit ganz vielen Ausläufern immer größer wird. Wer also einen sonnigen und nicht zu feuchten Platz im Garten hat, dem wird es niemals an Johanniskraut mangeln. Bereits ganz zeitig im Frühjahr machen sich die kleinen neuen Blätter bemerkbar.

Wenn du das Johanniskraut in einem Topf ziehen möchtest, dann ist groß die Devise. Die Erde kannst du mit Kompost vermischen, mehr Dünger benötigt das Johanniskraut während des Sommers kaum. Regelmäßiges Gießen ist wichtig, aber nicht zu viel. Und wenn dann der nächste Winter kommt, kannst du den Topf getrost im Freien stehen lassen, denn das Kraut ist winterhart.

Bei keinem Sonnwendritual am 21. Juni darf dieses heilige Kraut fehlen. Gesammelt werden sollte es aber eigentlich am Johannistag, dem 24. Juni. Trockenes, sonniges Wetter ist die Voraussetzung zum Sammeln, aber da uns das Wetter und vor allem auch oft unser Alltag einen Strich durch unseren Sammelkalender machen können, wird das Datum nicht so genau genommen. Es sollte allerdings ein sonniger Tag sein, wenn du die Blätter und Blüten mitnimmst. Am heilkräftigsten, sagt man, ist die Pflanze um die Mittagszeit, wenn die Sonne am höchsten steht.

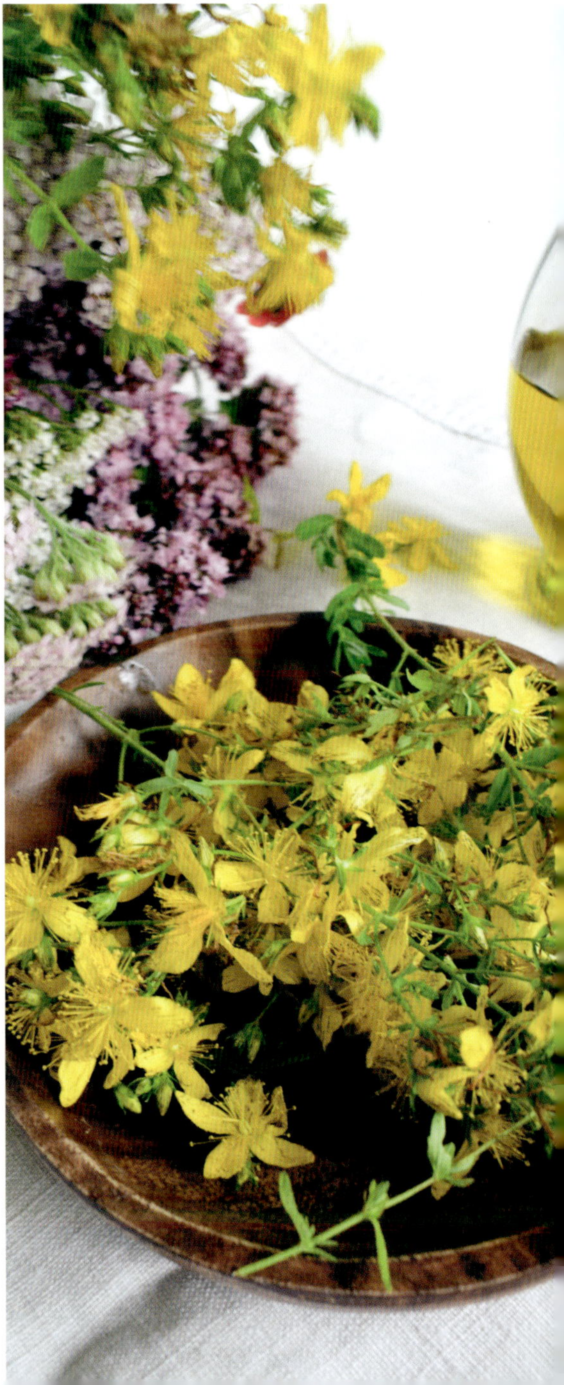

Auch Paracelsus hat das Johanniskraut zu seinen Lieblingspflanzen gezählt. Als »Arnika der Nerven« war es für ihn eine der besten, aber er hat es auch schon wegen seiner Wirkung auf ein verstimmtes Gemüt gelobt. Pfarrer Kneipp hat einen Balsam aus dem bereits beschrieben Rotöl für Verrenkungen oder bei Gicht genutzt. Für uns ist das Kraut neben seiner gesundheitlichen Wirkung vor allem auch ein Seelenfreund. Denn neben Verletzungen der Haut heilt es auch Verletzungen der Seele.

## DER EINSATZ DER PFLANZE

Die Lichtpflanze Johanniskraut hat schon längst das Interesse der Wissenschaft geweckt. Die in ihr enthaltenen sekundären Pflanzenstoffe Hypericin und Hyperforin in Kombination mit weiteren Inhaltsstoffen wirken sich positiv auf unseren Serotoninspiegel aus. Studien haben gezeigt, dass gut dosierte Extrakte aus dem Johanniskraut eine ähnliche Wirksamkeit haben wie Antidepressiva und dazu auch angstlösend sind. Was natürlich immer ein positiver Effekt bei der Behandlung mit Pflanzen ist: die bessere Verträglichkeit im Vergleich zu Tabletten. Gerade Antidepressiva besitzen oft zahlreiche Nebenwirkungen. Deshalb ist für viele Mediziner das Johanniskraut in manchen Fällen eine gute Alternative.

Auch Pflanzen sind natürlich stark und können sich mit Nebenwirkungen bemerkbar machen. Bei Johanniskraut-Extrakten wird unsere Haut extrem lichtempfindlich, das nennt man Fotosensibilisierung. Außerdem können Präparate oder zu viel vom Johanniskraut selbst die Wirkung gewisser Medikamente herabsetzen. Daher ist es immer wichtig, gerade bei der Einnahme von hoch dosierten Pflanzenpräparaten Rücksprache mit Arzt oder Heilpraktiker zu halten. Wer sich allerdings einfach dazu entscheidet, mit einem Johanniskraut-Tee oder meinen weiteren Rezeptideen aus diesem Kapitel zu arbeiten, braucht keine Sorge zu haben. Hol dir das Johanniskraut an die Seite, bei

- Winterblues,
- Melancholie,
- für mehr Gelassenheit,
- bei nervöser Unruhe,
- bei stressbedingter Erschöpfung
- und Schlafstörungen aufgrund dunkler, trüber Gedanken.

Bei leichten bis mittelschweren Depressionen würde ich dir raten, dich mit einem medizinischen Profi zu besprechen, wie dir das Heilkraut helfen kann.

# Das Johanniskraut als dein Seelenfreund

Eigentlich würdest du dich am liebsten im dunklen Kämmerlein verstecken, weil dir der Mut für die Aufgaben und Begegnungen im Alltag fehlt? Aber irgendwie möchtest du auch raus aus deinem Versteck, du weißt nur noch nicht genau, wie? Hol dir die Sonnenenergie, die alles auf Erden am Laufen und Leben hält – hol sie dir in Form des Johanniskrautes. Diese Pflanze ist deine direkte Verbindung zur Sonne. Sieh dir mal die Blüten genauer an und du wirst erkennen, dass sie kleine Antennen besitzen, die in Richtung Sonne zeigen. Genauso kannst du dich mit dem Johanniskraut an deiner Seite ebenfalls wieder in Richtung Sonne strecken. Raus aus deinem dunklen Schneckenhaus!

Die Farbe Rot galt schon immer als eine starke Farbe. Eine Farbe der Kraft. So wie das Rot der Blüten und Blätter des Johanniskrauts an deinen Fingern haften bleibt, so bleibt dir auch die Kraft der Pflanze innerlich erhalten. Fest im Hier und Jetzt verankert zu sein ist für viele von uns die wohl schwerste Aufgabe. Die Vergangenheit hat uns fest im Griff, die Sorge um die Zukunft lässt uns nicht los. Aber was zählt, ist dieser Moment. Der starke Stängel des Johanniskrautes, das intensive Rot, die vielen Blüten und Blätter, die uns eine einzige Pflanze schenkt – das alles kannst du dir zunutze machen, um wieder in deine eigene Kraft zu kommen. Um dich aufzurichten, in Richtung Sonne zu strecken und die Energie, die dir gefehlt hat, wieder in dich aufzunehmen.

## DEINE ANWENDUNGEN MIT DEM JOHANNISKRAUT

Bei den beiden Rezepten, die ich dir hier mitgebe, kannst du beruhigt sein, was Nebenwirkungen betrifft. Dennoch gilt generell immer bei Kräutern und Heilpflanzen: Die Dosis macht das Gift. Ein Zuviel ist nie gut. Achte einfach immer auf deinen Körper. Wie reagiert er bei der Einnahme? Fühlst du dich wohl? Erzwinge nichts, schon gar nicht mit Kräutern. Und hab Vertrauen, dass sich dir immer das richtige Kraut zeigen wird.

Wenn du dir wirklich unsicher bei der Einnahme bist, dann kann ich dir das Johanniskraut als Räucherpflanze sehr ans Herz legen. Als altes Ritualkraut bringt es auch so Licht in dein Zuhause und kann dich energetisch in Richtung Sonnenlicht begleiten.

Rezept

### Räuchern mit dem Johanniskraut

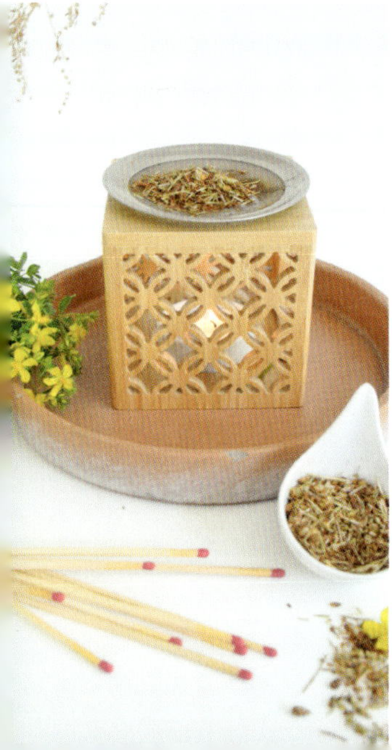

Du kannst das Johanniskraut als Teil einer Räuchermischung in eine Räucherpfanne geben (so wie ich es dir im Kapitel über den Salbei auf Seite 132 erkläre) oder es als einzelnes Kraut auf einem Stövchen räuchern. Das ist die sanftere Methode für eine Räucherung. Dafür benötigst du lediglich das getrocknete Johanniskraut mit Blüten und Blättern und eben das Räucherstövchen mit einem Teelicht.

Zünde das Teelicht im Stövchen an und platziere etwa einen Esslöffel zerkleinertes Johanniskraut auf dem Sieb. Nun wird sich der Rauch der Pflanze langsam im Raum entfalten und für eine sonnige Atmosphäre sorgen.

Rezept

# Rotöl-Kompresse bei Verspannungen

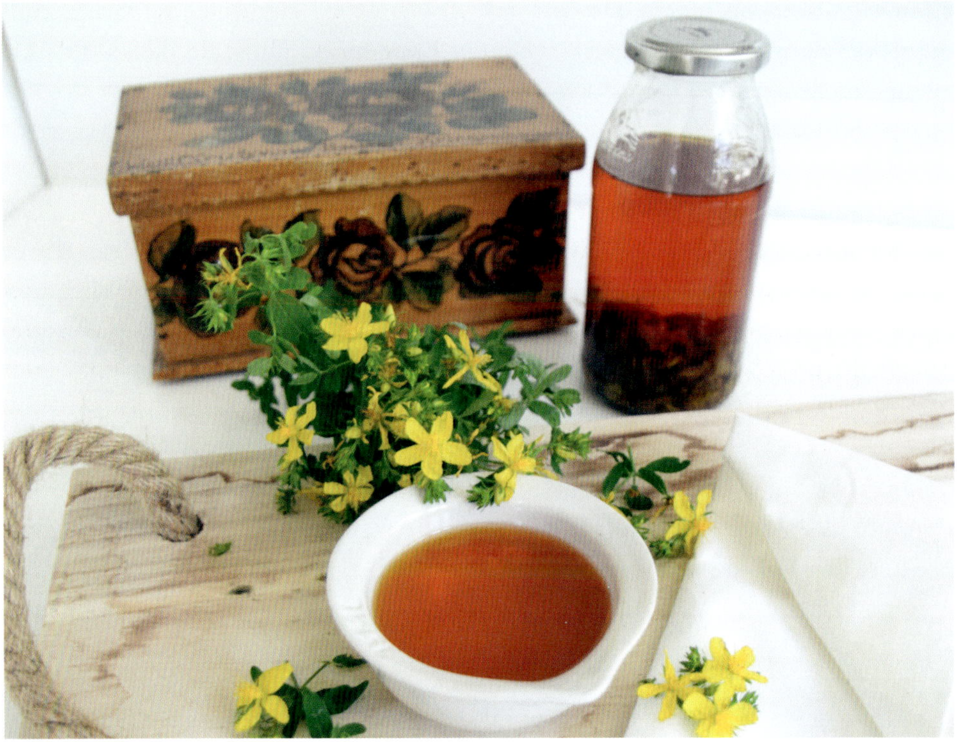

Stress, seelische Belastungen und dunkle Gedanken bringen oft starke Verspannungen im Nackenbereich mit sich. Das Rotöl, das aus den Blüten und Blättern des Johanniskrauts gewonnen wird, kann dann als Massageöl verwendet werden. Wenn du niemanden hast, der dich massieren könnte, dann gönn dir eine warme Ölkompresse.

**ZUTATEN**

- 500 ml Bio-Olivenöl
- frisches Johanniskraut

An einem sonnigen Sommertag werden die Blüten, Knospen und Blätter des Echten Johanniskrautes gesammelt. So viel, dass du ein Drittel eines 500-Milliliter-Glases vollfüllen kannst. Quetsch das Pflanzenmaterial ruhig ein wenig an, damit der rote Farbstoff gut austreten kann. Nun wird das Glas mit dem Bio-Olivenöl bis zum Rand gefüllt und verschlossen. Im direkten Sonnenlicht darf der Ölansatz gut vier Wochen ausziehen. Du wirst merken, wie sich im Laufe der Zeit das Olivenöl rot färbt. Danach wird alles abgeseiht und das Rotöl dunkel gelagert.

## Nun die Ölkompresse

Ein Baumwolltuch oder Geschirrtuch wird so gefaltet, dass du es über deinen Nacken legen kannst. Das wird meist länglich sein. Gib dann etwa zwei Esslöffel des Rotöls über die Länge und falte das Tuch einmal in der Mitte. Am besten, du gibst das gefaltete Tuch zwischen zwei Lagen Backpapier, denn mit einer Wärmflasche wird die Kompresse nun erwärmt. Das dauert etwa fünf Minuten. Die warme Kompresse wird dann mit der Ölseite auf den Nacken gelegt. Du kannst darauf auch noch einmal die Wärmflasche platzieren. Lass die Kompresse mindestens eine halbe Stunde auf deinem Nacken liegen und relaxe. Du wirst merken, wie sich ein wohlig entspannendes Gefühl breitmacht.

## Johanniskraut wirkt als

- Kraftkraut
- Mutkraut

Hol dir sonnige Kraft mit diesem Wohlfühlkraut – über einen Tee, auf der Haut oder auch als Räucherung.

# Rosmarin – dein klärender Freund

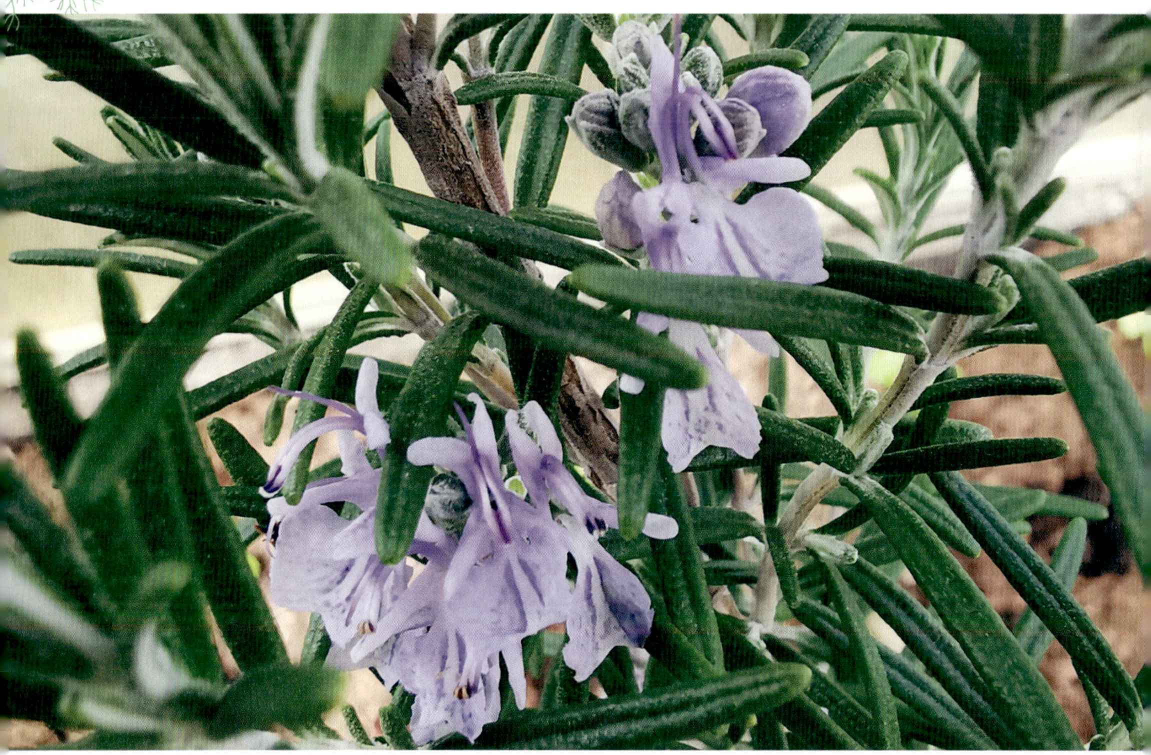

Seine Stärke erkennst du bereits beim ersten Schnuppern: an diesem Duft nach Sonne, nach Urlaub, nach mediterranen Gerichten. Der Rosmarin ist eines der bekanntesten Küchenkräuter und bei uns noch eines der verkanntesten Heilkräuter. Dabei reicht es schon, seine ätherischen Öle über die Nase aufzunehmen, damit er seine energetisierende Wirkung auf uns überträgt. Wenn ich einen müden Tag habe, aber für einen Augenblick all meine Energie bündeln muss – zum Beispiel weil ich beruflich noch ein wichtiges Gespräch zu führen habe –, dann zupfe ich mir ein Blatt von meinem Rosmarinstock, zerreibe es zwischen den Fingern, atme ganz tief ein und kaue das Blatt zum Schluss. Es wirkt wie ein schneller Energieschub.

## DIE PFLANZE IN DER NATUR

Da, wo wir gern Urlaub machen, in mediterranen Gefilden, wo die Sonne auf steinige und trockene Stellen scheint, da wächst der Rosmarin am besten. Oft bin ich erstaunt, wenn ich zum Beispiel gleich hinter der Grenze von Österreich in Slowenien riesige Rosmarinstöcke entdecke. Als Lippenblütler haben sie von März bis Juni kleine hellblaue Blüten, die eine reiche Nahrungsquelle für Bienen darstellen.

Das Tolle an dieser Pflanze: Wenn du dir nicht sicher bist, dass du wirklich sie vor Augen hast, einfach daran schnuppern. Dieser Duft ist das beste Indiz und das sicherste Erkennungsmerkmal. Aber auch die schmalen nadelförmigen Blätter, die auf der Vorderseite glänzen und hinten grau filzig sind, zeigen untrüglich: Ja, das ist der Rosmarin.

## DEIN ROSMARIN ZU HAUSE

Dass der Rosmarin seine Heimat im Mittelmeerraum hat, zeigt: Er braucht viel Sonne. Deswegen solltest du, wenn du ihn dir in den Garten holen möchtest, darauf achten, dass du auch einen schönen warmen und lichtüberfluteten Standort findest. Am liebsten mag der Rosmarin gut durchlässige Böden und einen geschützten Bereich im Garten. Den benötigst du auch, damit er über den Winter kommt. Kälte und Frost schaden ihm nämlich. Oft ist es besser, den Rosmarin gleich in einem Kübel zu ziehen. Da gefällt es dem duftenden Kraut sehr gut – und im Winter kann er mit ins Haus. Achte auch hier auf einen durchlässigen Boden und gieß ihn nicht zu viel. Gedüngt werden sollte der Rosmarin nach seiner Blüte.

## AUS DER GESCHICHTE DER PFLANZE

Auch wenn wir es leider fast vergessen haben, welche Heilkräfte in dem Kraut stecken, hat es der Rosmarin doch über den kulinarischen Weg geschafft, ein Teil unseres Lebens zu sein. Das hat er ganz geschickt gemacht, denn heute benötigen wir ihn mehr denn je. Man weiß, dass schon Sokrates seinen Studenten einen Kranz aus Rosmarin aufgesetzt hat, denn wenn es ums Lernen, Konzentrieren, Gedächtnis-Stärken geht, ist diese Heilpflanze unschlagbar. Als Pflanze der Aphrodite ist dem Rosmarin aber noch eine weitere Aufgabe zugeteilt worden: Bei vielen Hochzeitsriten war und ist der Rosmarin bis heute ein Symbol der Treue. Ein kleines Ansteckbouquet mit Rosmarin ist daher nie verkehrt.

## DER EINSATZ DER PFLANZE

Das ätherische Öl des Rosmarins mit seinem starken Duft bewirkt, dass er zum einen unseren Geist anregt und zum anderen aber auch ein Mittel gegen die Kopflastigkeit ist. Wenn man die kreisenden Gedanken gern unterbrechen möchte, tut er gut. Gerade in unserem heutigen Alltag, wo wir immer *on point* sein müssen, es aber oft nicht mehr schaffen, weil uns die Energie fehlt, da ist der Rosmarin der Kick, den wir brauchen. Ein kleiner Rosmarinzweig, den du mit in die Arbeit nimmst, kann dich sehr unterstützen. Rosmarin erhöht

- die Konzentration,
- das Denkvermögen,
- gilt als Muntermacher
- und wirkt anregend bei Erschöpfung und Müdigkeit (ohne organische Ursache).

Er hilft dir, deine Begeisterung wiederzufinden und deine Lebenskräfte zu aktivieren. Auch wenn dich plötzlich Ängste packen, kann er dir ein guter Helfer sein.

Meist sind es die kleinen Alltagsprobleme, durch die wir schlussendlich an zu viel Stress leiden. Sie sorgen dafür, dass vermehrt das Stresshormon Cortisol ausgeschüttet wird. Die Inhaltsstoffe des Rosmarins aber, die ätherischen Öle wie zum Beispiel Campher oder Cineol, vermindern ein Ansteigen des Cortisolspiegels. Dafür reichen bereits ein bis zwei Tropfen eines guten ätherischen Öls in Bio-Qualität in einem Diffusor.

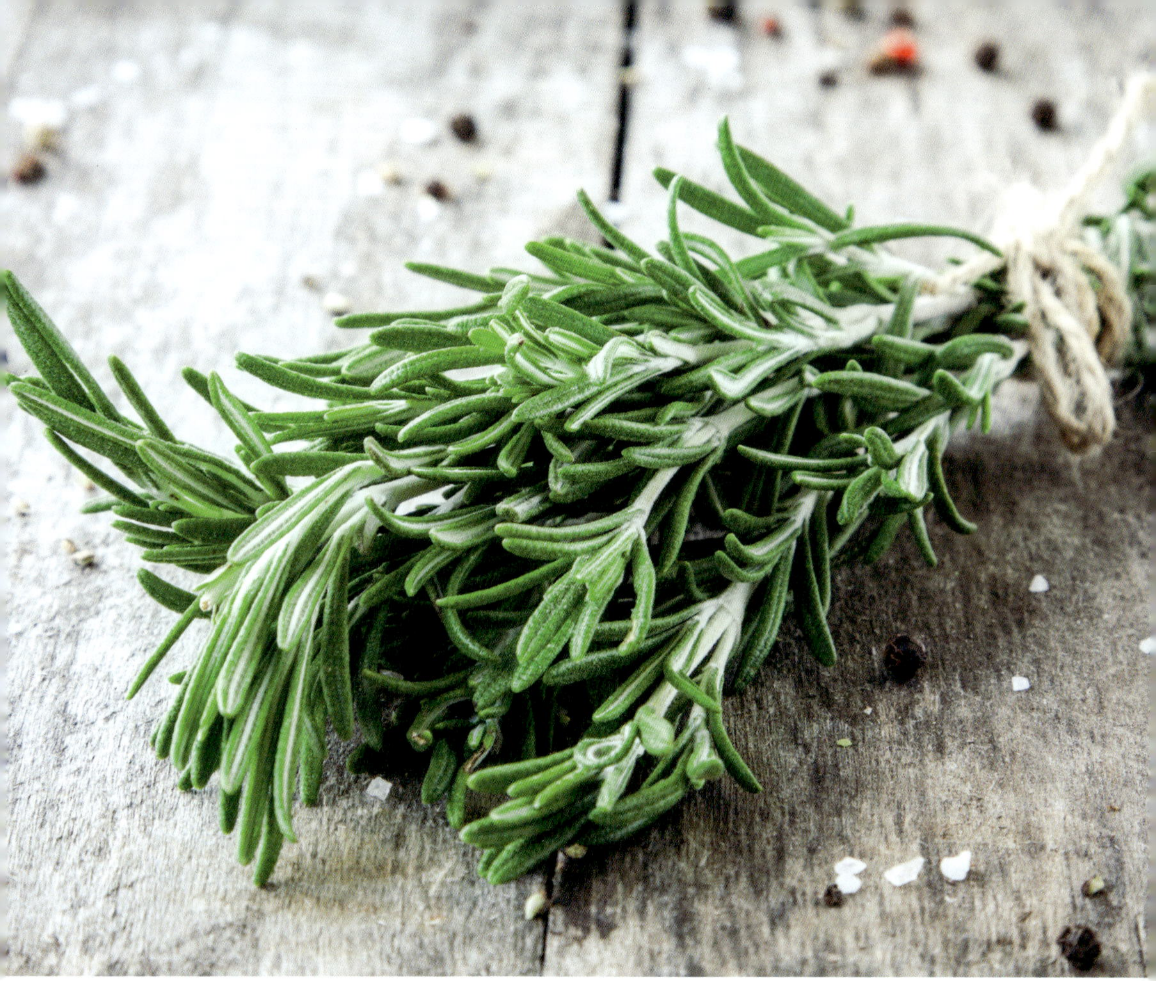

Auch im Alter, wenn man vergesslicher wird, kann dieses Kraut unterstützend wirken. Und Schulkinder können einen Rosmarinzweig mit in die Schule nehmen. Wenn die Konzentration nachlässt, einfach ein wenig an den Blättern reiben und den warmen Duft inhalieren. Davon wird die ganze Klasse profitieren.

Aber Achtung: Rosmarin ist nicht für jeden geeignet. Gerade in den ersten Schwangerschaftsmonaten ist von einem übermäßigen Gebrauch und vor allem Verzehr abzuraten. Rosmarin wirkt außerdem belebend, da er den Blutkreislauf ankurbelt. Wer unter Bluthochdruck leidet, muss daher die Dosis genau im Blick haben und sollte lieber sparsam mit dem Rosmarin sein.

# Der Rosmarin als dein Seelenfreund

Es gibt sie, diese intensiven Zeiten, wo dir zum Beispiel in der Arbeit alles, aber auch wirklich alles abverlangt wird. Ein klarer Geist, schnelle Gedanken und eine gute Konzentration sind dann meistens vor lauter Erschöpfung nicht mehr gegeben. Du überanstrengst dich und weißt das bestimmt auch. Und trotzdem gibt es Tage, wo du einfach funktionieren musst. Und genau an diesen Tagen steht dir der Rosmarin zur Seite. Er schenkt dir Energie, lässt deine Gedanken klarer werden, gibt dir die Konzentration, die du für eine gewisse Phase benötigst – und das alles bereits nur durch seinen Duft.

Wenn du schon weißt, dass eine schwere Woche mit viel geistiger Arbeit ansteht, dann hol dir den Rosmarin ins Leben. Ein Fläschchen ätherisches Öl, an dem du jederzeit schnuppern kannst, ist genauso hilfreich wie Rosmarinblätter, die du als Tee zubereitest. Wenn der Stress dir zusätzlich Kopfschmerzen bereitet und du vor lauter Müdigkeit keine Kraft mehr verspürst, dann ist er ebenfalls für dich da.

Aber sei dir bewusst: Der Rosmarin soll dich nur durch eine Phase erhöhter Anforderungen begleiten und nicht zu einem Dauermittel werden. Überdenke deine aktuelle Situation und überleg dir, wie du solche Phasen künftig vermeiden kannst. Dauerstress macht krank. Achte auf dich und dein Wohl. Der Rosmarin hilft dir auch, dir darüber klar zu werden, wie du deine Situation verbessern kannst.

# DEINE ANWENDUNGEN MIT DEM ROSMARIN

Mit dem ersten Rezept bereitest du dir ein Genussmittel zu, das dir in einem kleinen Gläschen mit der angenehmen Wirkung des Rosmarins ein entspanntes Lächeln auf die Lippen zaubern wird.

Rezept

## Rosmarinwein

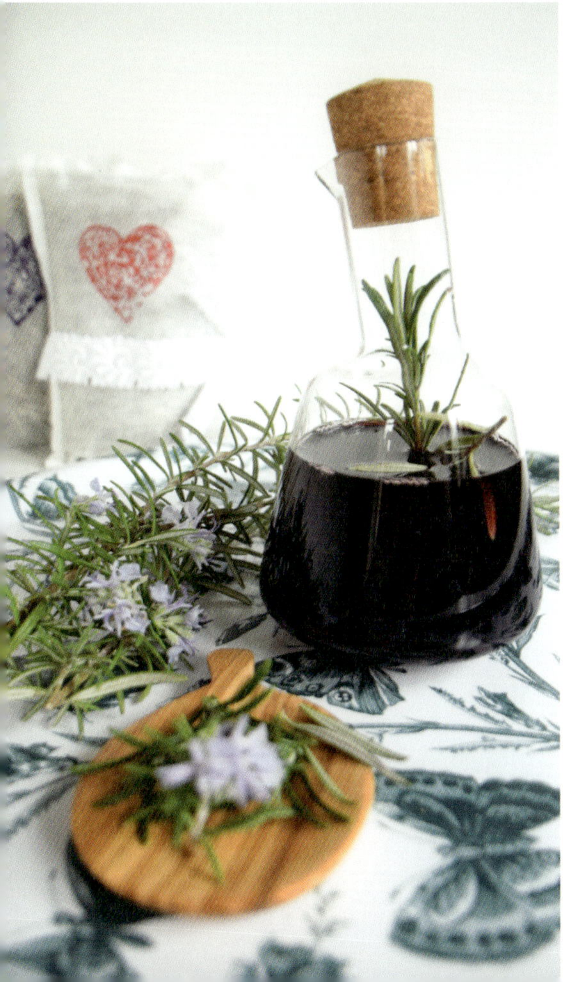

**ZUTATEN**

- 1 bis 2 frische Rosmarinzweige
- 500 ml Rotwein

Es ist wirklich ein wunderbar einfaches Rezept. Gib in eine Flasche Rotwein die frischen Rosmarinzweige hinein. Quetsche dabei ein paar der Rosmarinblätter an, damit sich die Inhaltsstoffe gut im Wein ausbreiten können. Nun darf der Wein zwei Wochen bei Raumtemperatur, nicht in der direkten Sonne, ausziehen. Danach kannst du ihn bereits genießen. Da Wein natürlich nicht ewig hält, solltest du nur so viel ansetzen, wie du auch wirklich benötigst.

Rezept

# Massage-Öl mit Rosmarin

Stress sorgt für Verspannungen, und eine Massage mit diesem Öl ist dann wie ein kleiner Wellnessurlaub. Es wirkt belebend auf den Körper. Ich würde dir für einen geklärten Geist empfehlen, während der Massage ein bis zwei Tropfen eines ätherischen Rosmarinöles in den Diffusor zu geben.

## ZUTATEN

- 250 ml Bio-Olivenöl
- 1 kleiner Rosmarinzweig
- 1 Tropfen ätherisches Bio-Rosmarinöl

Die Rosmarinblätter werden vom Zweig entfernt und mit einem Messer klein geschnitten. Jetzt kommen sie in ein Glas und werden mit dem Olivenöl bedeckt. Das Öl darf zwei Wochen bei Zimmertemperatur und dunkel ausziehen. Danach wird es abgeseiht, und der Tropfen ätherisches Öl wird untergemischt. Das fertige Massageöl sollte dunkel aufbewahrt werden.

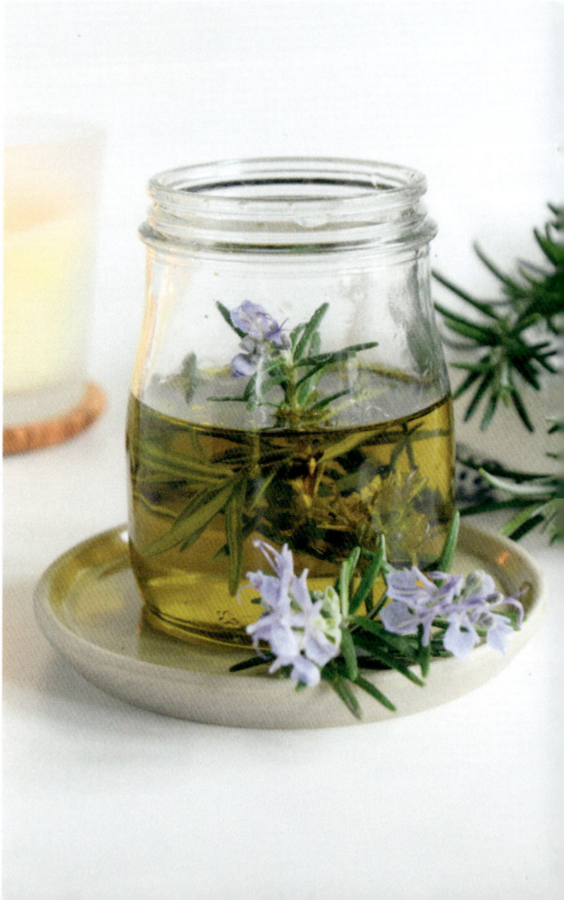

## Rosmarin wirkt als

- Gedächtnispflanze
- Kraftpflanze
- Stresspflanze

Diese drei Kategorien deckt der Rosmarin ab, und das hilft dir gerade im Alltag, deine Aufgaben mit viel Leichtigkeit und ohne Stress zu absolvieren. Du kannst die Nadeln pur oder in einem Gericht genießen, als Tee oder als Essigansatz – der Rosmarin bietet vielfältige Verarbeitungsmöglichkeiten.

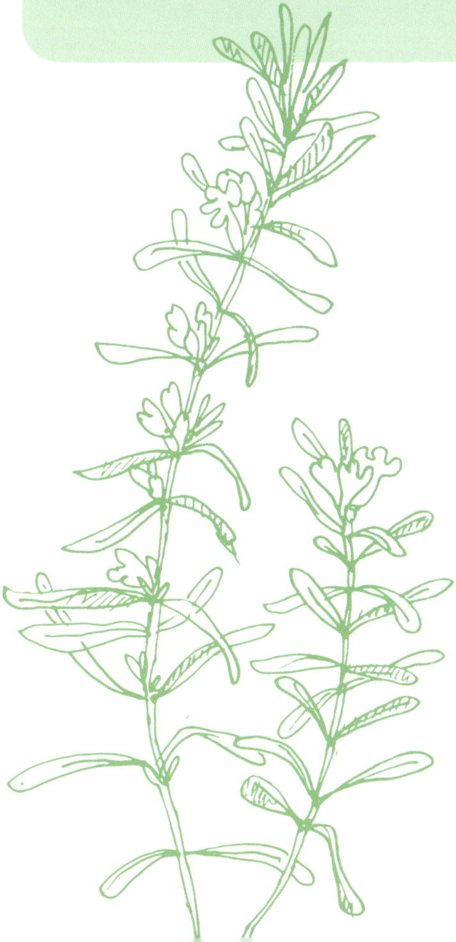

# Baldrian – dein Anker bei der Erdung

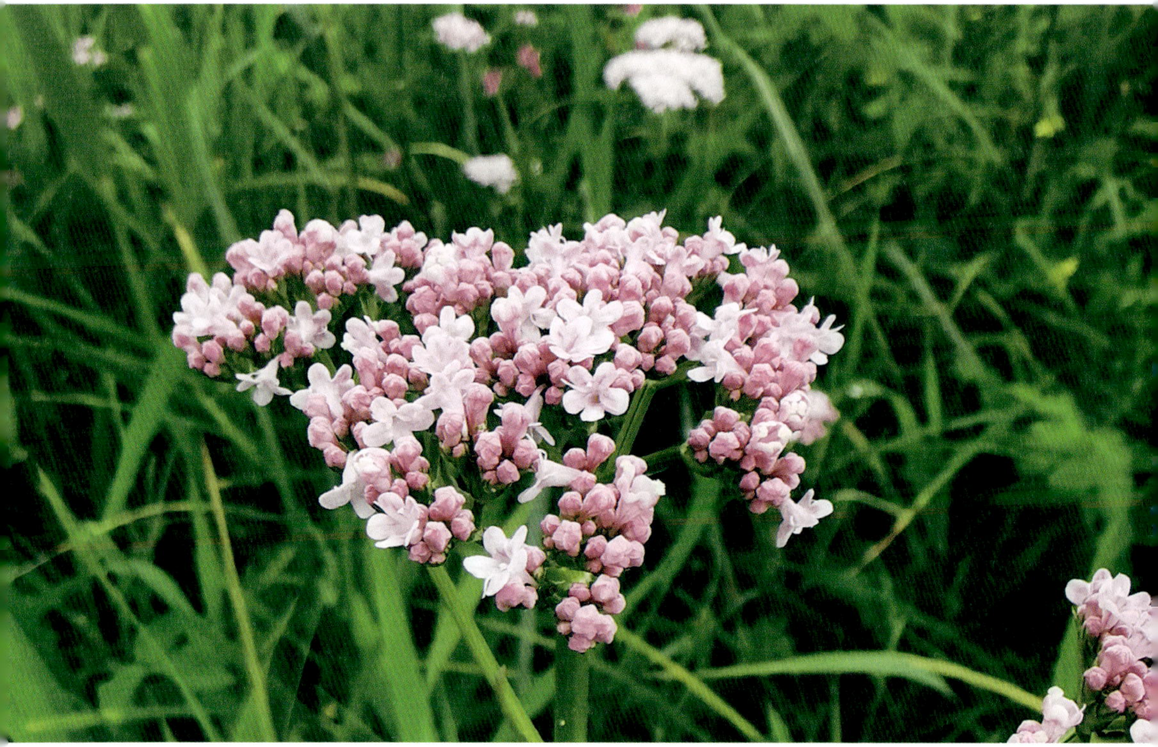

Ein Hallo an alle, die sehr in ihrer Ratio verhaftet sind. Die Dauerdenker, die Grübler, all jene, die aus ihren Gedankenkreisen kaum noch herausfinden und dadurch vielleicht auch an Schlafstörungen leiden. Der Geist möchte einfach nicht zur Ruhe kommen. Wenn du dich dabei angesprochen fühlst, dann ist der Baldrian möglicherweise deine Pflanze. Wenn es um Schlafprobleme geht, hört man oft, dass der Baldrian hilft. Das stimmt schon, aber nicht in allen Fällen. Für jedes Problem gibt es die passende Heilpflanze, und vielleicht weißt du nach diesem Kapitel, ob du zum Baldrian greifen solltest oder eher nicht.

## DIE PFLANZE IN DER NATUR

Der Baldrian wächst überall, und es gibt unzählige Arten. Wir sprechen hier vom Echten Baldrian, *Valeriana officinalis*, und bei meinen Kräuterwanderungen in der Stadt Salzburg sind viele sehr überrascht, dass so eine kräftige Heilpflanze wie der Baldrian auch mitten unter uns wächst. Da, wo der Boden eher feucht ist, im Halbschatten, gern aber auch am Waldrand – da wirst du auf ihn stoßen.

Der Pflanzenteil, der uns dabei interessiert, sind seine langen, verzweigten Wurzeln. Die verströmen, sobald man sie trocknet und schneidet, einen unverkennbaren Geruch, der vor allem Katzen geradezu magisch anlockt. Bei uns Menschen sieht das schon anders aus. Der Geruch ist sehr eigen und gewöhnungsbedürftig. Und er bietet dir ein wichtiges Zeichen: Wenn du den Baldrian überhaupt nicht riechen kannst, dir dabei vielleicht sogar übel wird, überleg dir, ob das Kraut überhaupt das richtige für dich ist oder ob dir dein Körper über diese Reize ein Signal senden möchte. Wenn du den Geruch aber gut oder zumindest interessant findest, dann probier die Pflanze aus.

## DEIN BALDRIAN ZU HAUSE

Wenn du dir Baldriansamen besorgst, dann kannst du die winterharte, mehrjährige Pflanze auch selbst ziehen. Wenn du die Samen aussäst, bitte nicht mit Erde bedecken, denn sie sind Lichtkeimer. Wenn sie etwa fünfzig Zentimeter groß sind, kannst du den Baldrian ins Freiland setzen. Dort blüht er dann ab Mai. Der Boden ist ihm im Grunde nicht wichtig. Er mag es aber eher halbschattig und kühl.

Du brauchst dir bei der Ernte der Wurzeln, die du ja für einen Tee benötigst, auch keine Sorgen zu machen, dass du deiner Pflanze schadest. Baldrian kannst du durch eine Wurzelteilung im Frühling oder Herbst sogar vermehren. Wenn du nicht möchtest, dass er sich zu sehr in deinem Garten ausbreitet – und das tut er durch die Samen der Blüte –, dann schneide ihn nach der Blütezeit zurück.

Der große Pluspunkt, wenn du den Baldrian in deinem Garten hast: Er sorgt dafür, dass andere Pflanzen rundherum gut wachsen. Er lockt Regenwürmer an. Und Katzen.

## AUS DER GESCHICHTE DER PFLANZE

Der Einsatz dieser Heilpflanze reicht bereits bis Hippokrates zurück. Im Mittelalter war der Baldrian dann ein »Allheilmittel«, das bei fast jeder Erkrankung eingesetzt wurde. Sogar als Pestmittel war er im Angebot. Wenn man sich die Geschichte der Volksheilkunde ansieht, dann wurde der Baldrian auch gern bei Augenleiden verwendet, aber irgendwann hat sich sein Einsatz auf den Bereich Nervosität, Unruhe und Schlaflosigkeit fokussiert. Und das hält bis heute an. In früheren Zeiten haben Damen auch immer ein Riechfläschchen in ihrer Tasche mitgeführt. Der Duft von Baldrian sollte ihnen nämlich dabei helfen, in gewissen Situationen nicht in Ohnmacht zu fallen.

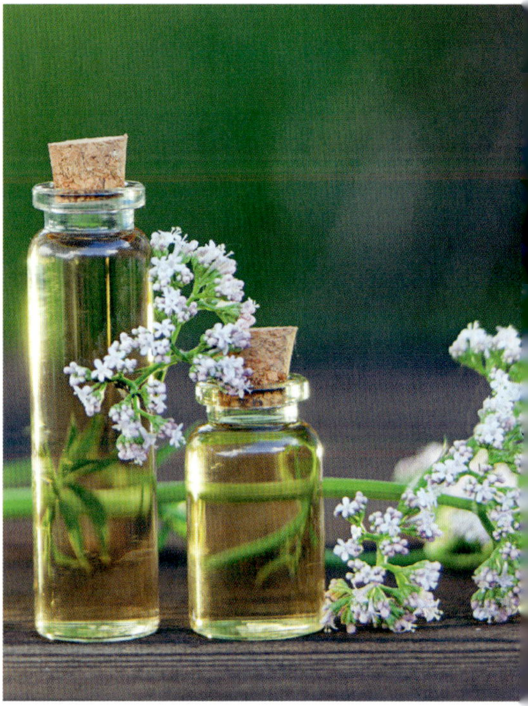

## DER EINSATZ DER PFLANZE

Wie bereits erwähnt ist die Wurzel der Teil der Pflanze, der uns interessiert. Wenn du nicht mit einem Wurzelausstecher auf Baldriansuche gehen möchtest, bekommst du diese natürlich auch in jedem Kräuterhaus oder in der Apotheke. Man weiß heute, dass über einhundert Inhaltsstoffe im Baldrian zu finden sind.

Es ist aber genau wieder dieser Wirkstoffkomplex, der sich nicht ganz entschlüsseln lässt und der es letztlich ausmacht, dass wir so gut auf dieses Heilkraut reagieren. Immer können synthetisch hergestellte Schlafpräparate zahlreiche Nebenwirkungen hervorrufen. Die Pflanze als natürlicher Unterstützer wird dagegen sehr gut vertragen.

»Den Tag hör auf, den Tag fang an mit einer Prise Baldrian.« Dieser Spruch zeigt bereits, dass der Baldrian keine klassische Einschlafpflanze ist. Ganz im Gegenteil: An sich bringt er uns nicht zum Schlafen. Was die Pflanze mit uns macht, ist, dass sie Ruhe und Stille in unsere Gedanken bringt. Dadurch hilft sie beim Einschlafen, wenn uns abends im Bett tausend Gedanken, die nicht erledigten To-do-Listen oder die Alltagsprobleme überfallen wollen. Man liest immer wieder: Baldrian fördert die Schlafbereitschaft und verkürzt die Zeit bis zum Einschlafen. Die Heilpflanze schenkt uns also Ruhe, sie klärt den Geist, und dann können wir loslassen und dem natürlichen Rhythmus mit seiner abendlichen Schlafenszeit leichter folgen.

Im Gegenzug sorgt der Baldrian tagsüber eingenommen für einen wachen Geist, nimmt uns Nervosität und schenkt uns dafür Gelassenheit. Vielleicht kennst du den Baldrian bereits aus deiner Schulzeit. Ich habe damals immer ein Fläschchen mit Baldrian dabei gehabt, damit ich vor Prüfungen und Klassenarbeiten nicht so nervös war. Tagsüber wirkt dieses besondere Kraut nämlich entspannend, ohne müde zu machen, es steigert die Konzentration und das Leistungsvermögen. Es wirkt sowohl als Tages- als auch als Nachtsedativum

- beruhigend,
- entkrampfend,
- ausgleichend auf die Psyche,
- einschlaffördernd
- und es beruhigt gereizte Nerven.

Baldrian ergänzt sich sehr gut mit dem Johanniskraut. Vor allem dann, wenn es um Symptome wie Stress, Angst und depressive Verstimmungen geht.

# Der Baldrian als dein Seelenfreund

Du hast wieder mal so eine Phase, wo dich die Gedanken fest im Griff haben? Nichts schafft es, dieses Kreiseln zu durchbrechen? Das raubt dir auf Dauer deine Energie, kostet dich Nerven? Das Wirbeln im Kopf lässt dich nicht zur Ruhe kommen, geschweige denn einschlafen? Ist es oft so, dass du dir einfach mal Stille im Kopf wünschst, dann brauchst du wohl eine Auszeit. Und der Baldrian kann hier dein Partner in Crime sein. Stell ihn dir wie einen guten Freund vor, der sagt: So, jetzt überlass mir mal die Führung, ich werde dich nun ein wenig von deinen Gedanken, Sorgen und Nöten ablenken.

Ganz ehrlich, wenn du zum Baldrian greifst, dann bist du bereit, deine Gedanken loszulassen. Denn besser wird es so ja nicht, oder? Je mehr du im Kopf lebst, desto schlechter bist du im Hier und Jetzt verankert. Dir fehlt die Erdung – und genau diese so dringende Verhaftung mit dem Boden schenkt dir der Baldrian. Verwendet werden nicht von ungefähr die Wurzeln. Daran siehst du auch bereits, dass die Pflanze dich fest erden kann. Ihr Wurzelwerk ist sehr ausgeprägt, selbst in feuchten Gefilden steht die Pflanze wie eine Eins, fest verankert und verhaftet. Und dieses Geerdet-Sein schenkt sie auch dir. Du wirst ruhiger, gelassener, konzentrierter und entspannst deinen Körper so sehr, dass dich auch der Schlaf in seine Arme nehmen kann.

Gib dir und dem Baldrian ein wenig Zeit. Gerade wenn es um Einschlafstörungen geht, solltest du eine Teekur machen. Das bedeutet: Trink zwei Tassen von dem Tee – tagsüber für Klarheit und Gelassenheit oder abends für einen besseren Schlaf – drei bis sechs Wochen lang.

Rezept

## Kaltansatz für einen Baldriantee

Ja, du hast richtig gelesen: Wir machen einen Kaltansatz, um einen Tee aus dem Baldrian zuzubereiten. Wie schon erwähnt ist die Wirkstoffdichte des Baldrians enorm hoch. Einige Stoffe sind dabei hitzeempfindlich und weil wir das ganze Spektrum der Pflanze nutzen möchten, ist ein Kaltansatz die Methode der Wahl. Es ist deshalb ratsam, dass du etwa zwei bis drei Liter des Tees auf einmal ansetzt und ihn dann Tasse für Tasse leicht erwärmst, bevor du ihn trinkst.

**ZUTATEN**

- 2 Liter kaltes Wasser
- 8 TL geschnittene getrocknete Baldrianwurzeln

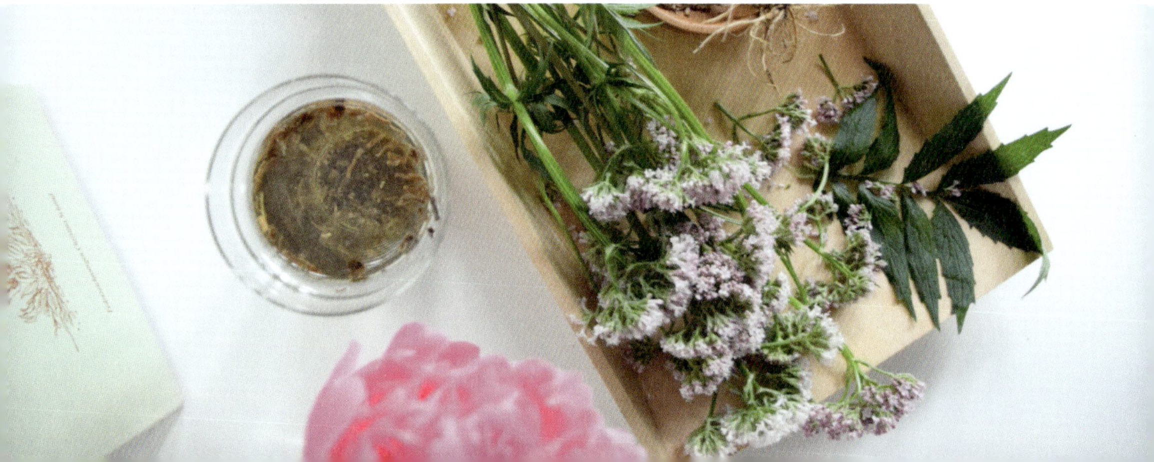

Gib die Wurzeln mit dem kalten Wasser in einen Topf und lass das Ganze für sechs bis acht Stunden ziehen. Danach kommt der Topf auf den Herd und wird langsam erwärmt, aber bring das Wasser nicht zum Kochen. Wenn es dampft, ist der Tee fertig. Nun abseihen und eine Tasse trinken, den Rest kannst du wieder abkühlen lassen, im Kühlschrank aufbewahren und Tasse für Tasse neu aufwärmen.

Wenn du den Tee schneller benötigst, kannst du die Wurzeln im Wasser etwa eine Stunde köcheln lassen, danach den Herd abschalten und den Tee zwei Stunden nachziehen lassen. Hierbei lösen sich auch die Inhaltsstoffe, aber intensiver wird der Tee als Kaltauszug.

Je nachdem, ob du den Tee tagsüber oder zum Einschlafen benötigst, trinke zwei Tassen am Tag oder vor dem Zubettgehen.

Rezept

## Beruhigendes Baldrian-Vollbad

Eine sehr gute Methode, um das Einschlafen zu fördern, ist ein Vollbad vor dem Zubettgehen.

**ZUTATEN**

- 1 Liter Wasser
- 50 g Baldrianwurzel

In einem Topf werden die Wurzeln mit dem heißen Wasser übergossen und dürfen zehn Minuten ziehen. Danach abseihen und den fertigen Baldriantee zu deinem Vollbad gießen. Genieße das schlaffördernde Bad für etwa zwanzig Minuten. Danach solltest du aber auch direkt schlafen gehen und dich nicht mit etwas anderem wachhalten.

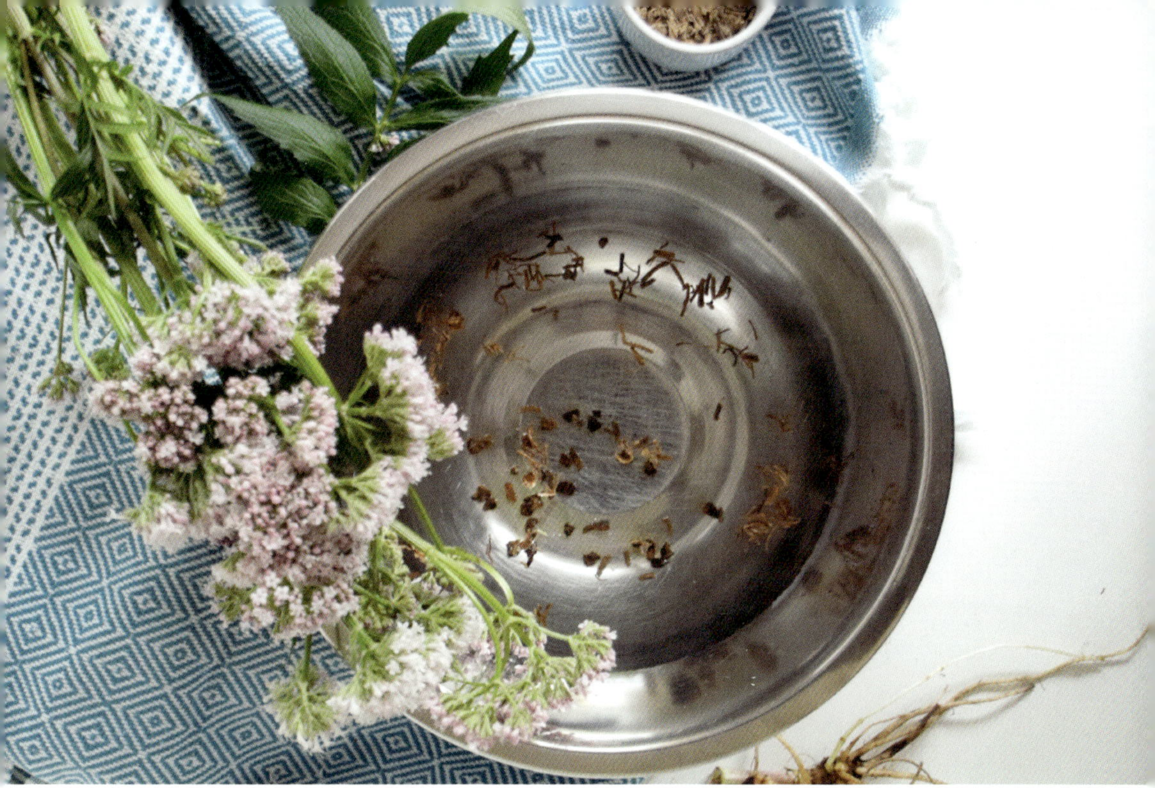

## Baldrian wirkt als

- Gelassenheitspflanze
- Freudenpflanze
- Stresspflanze

Dieses Wohlfühlkraut lässt dich lächeln, und so wirst du deinen Tag viel leichter bestreiten können. Auch beim Zubettgehen schenkt dir die Wurzel des Baldrians mehr Gelassenheit und eine ruhige Freude. Ideal ist es, ihn als Tee zu genießen.

# Hopfen – dein beruhigend genussvoller Freund

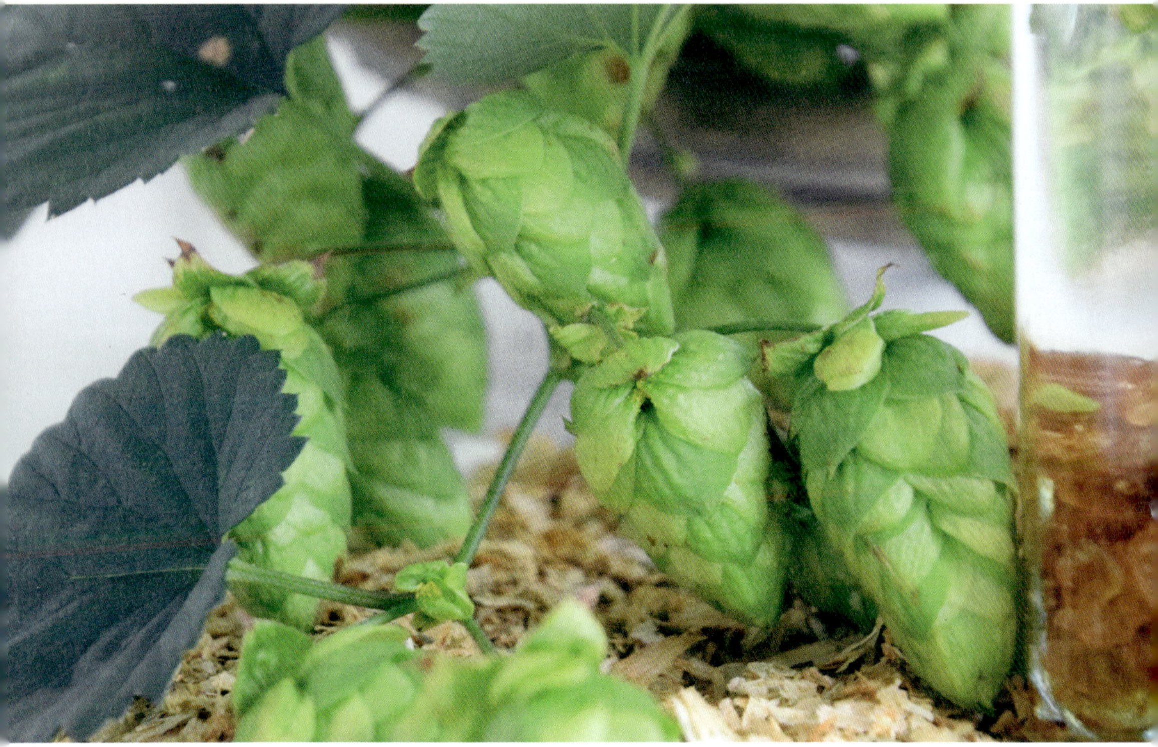

Fast wie schwerelos schlängelt sich der Hopfen an Zäunen, Sträuchern oder Bäumen empor. Er streckt sich dabei in voller Pracht in Richtung Sonne, um dann seine weiblichen Teile, die Hopfenzapfen, baumeln zu lassen. Und genau diese Hopfenzapfen schenken dem Bier die Würze und dem Menschen die Ruhe. Diese freundliche Pflanze ist ein Geschenk an uns, und das nicht nur wegen dem altbekannten Genussgetränk. Als mildes Heilmittel aus der Natur kann der Hopfen uns bei allen Zuständen helfen, die sich in Kombination mit Nervosität zeigen: von nervösen Schlafstörungen bis hin zu nervösem Herzklopfen.

## DIE PFLANZE IN DER NATUR

Hopfen wird von den meisten sofort mit Bier in Verbindung gebracht. Die wenigsten wissen aber überhaupt, wie Hopfenzapfen aussehen und dass diese auch wild, ja sogar in der Stadt, wachsen können. Der Hopfen ist eine spannende Pflanze, die zu den Hanfgewächsen gehört, aber nichts Halluzinogenes an sich hat.

Die Wildpflanze wächst gern an Ufern, wie in meiner Heimat in der Stadt Salzburg direkt an der Salzach, aber auch an Gebüschen oder Zäunen. Natürlich wird der Hopfen für die Bierherstellung im großen Stil angebaut. Was besonders spannend bei der Pflanze ist: Sie ist eine Ausnahme, wenn es um das Nach-oben-Ranken geht. Sie windet sich nämlich als eine der wenigen spiralförmig im Uhrzeigersinn Richtung Sonne.

## DEIN HOPFEN ZU HAUSE

Der Hopfen ist eine Kletterpflanze, wenn du ihn also zu dir in den Garten holen möchtest, benötigst du etwas, woran er sich hochranken kann. Außerdem ist der Hopfen zweihäusig. Das bedeutet, es gibt eine männliche und eine weibliche Pflanze. Nur die weibliche bildet die Hopfenzapfen, die sowohl beim Bierbrauen als auch in der Naturapotheke gebraucht werden.

Da sich die rechtswindende Pflanze nach einem Jahr verabschiedet, um im nächsten Frühjahr wieder aus dem Boden hervorzukommen, braucht man sich nicht darum zu sorgen, dass wie beim Efeu Schäden an Gebäuden entstehen könnten. Ist der Hopfen einmal gut angewurzelt, kann er bei guten und warmen Wetterbedingungen in einer Woche auch schon mal bis zu einem Meter wachsen. Das macht ihn auch als Sichtschutz so beliebt. Im nächsten Jahr treibt er dann wieder aus und wächst neu nach oben. Wenn du den Hopfen aus Samen ziehst, braucht die Pflanze schon mal bis zu drei Jahre, bis sich die ersten Hopfenzapfen bilden.

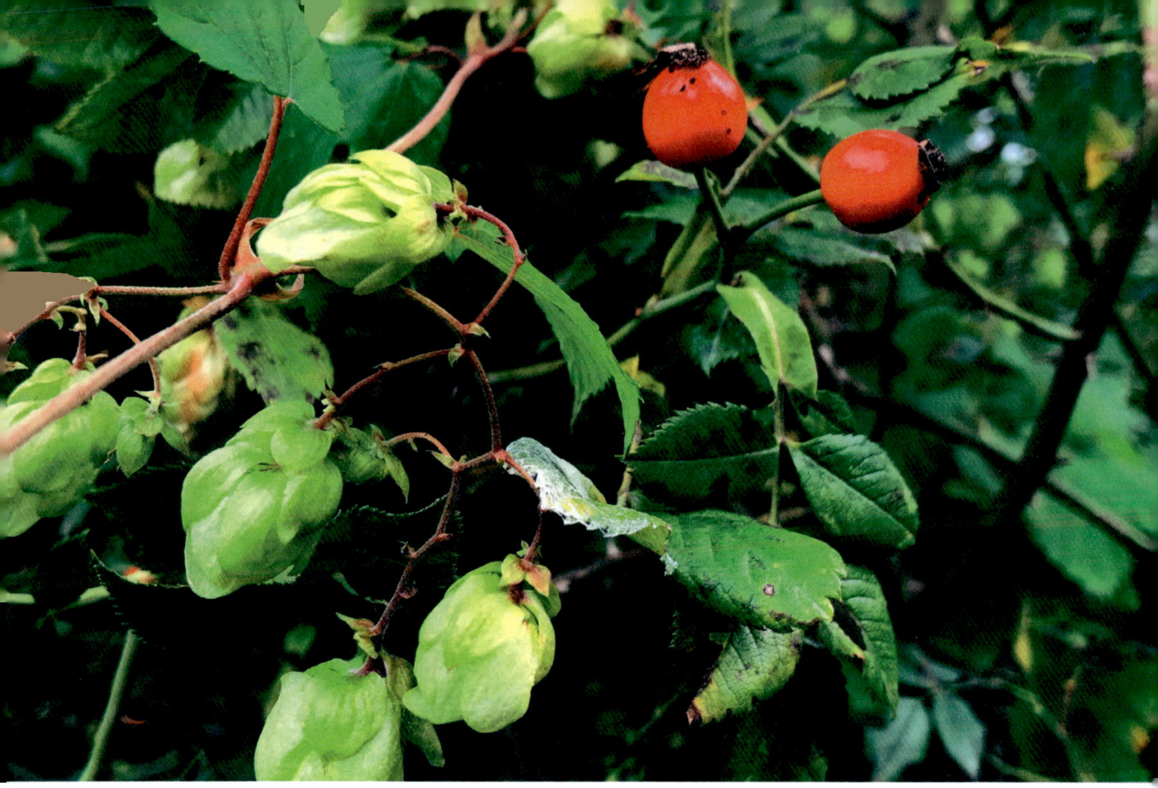

Auch in einem großen Topf kannst du dir den Hopfen auf den Balkon oder die Terrasse holen. Regelmäßiges Düngen mit Flüssigdünger ist dabei wichtig. Im Sommer benötigt die Pflanze auch reichlich Wasser, im Winter braucht sie es dagegen trocken und kühl. Ideal ist es, wenn die Pflanze jedes Jahr umgetopft wird.

## AUS DER GESCHICHTE DER PFLANZE

Das Bier gehört zu den ältesten Getränken der Menschheit, und schon im alten Ägypten hat man Hopfenzapfen dafür verwendet. Aber erst über die Klöster hat das Bier seinen Erfolgszug begonnen. Die Pflanze enthält Phytoöstrogene, die die sexuelle Lust von Männern hemmen kann. Deswegen haben die Mönche früher wohl so gern dieses Getränk gebraut. Berühmtheit für seine schlaffördernde Wirkung erreichte der Hopfen dank König Georg III. von England: Der wollte und konnte gar nicht mehr schlafen ohne sein geliebtes Hopfenkissen.

## DER EINSATZ DER PFLANZE

Die weiblichen Teile der Pflanze, die Hopfenzapfen, bieten bei Schlaflosigkeit ein mildes Sedativum. Zwischen den Schuppen findet sich ein klebriges gelbliches Pulver, das aus Harzen, ätherischen Ölen und Bitterstoffen besteht. Das Besondere sind die Inhaltsstoffe Humulon und Lupulon. Was wie die Namen von Zwillingswölfen klingt, sind die sedierenden Wirkstoffe, die schon bei niedriger Temperatur stark flüchtig sind. Das bedeutet: Schon über den Duft, den die Hopfenzapfen verströmen, macht sich eine beruhigende Wirkung breit und lässt uns besser einschlafen. Deswegen ist der Hopfen auch so ideal als Füllung für ein Kissen, wie es König Georg III. liebte. Aber auch als Hopfentee oder in Milch erwärmt ist diese Heilpflanze da, um uns die Nervosität zu nehmen. Denn die kann sich auf verschiedene Bereiche auswirken und wir leiden dann unter

- Schlafstörungen,
- Magen-Darm-Problemen,
- Reizbarkeit,
- Unruhe-
- oder Angstzuständen.

Besonders gut geeignet ist die Pflanze, wenn pubertierende Mädchen plötzlich unter nervösen Zuständen leiden oder Frauen in ihrer Menopause nervöse Unruhe verspüren. Du siehst schon: Alles, was dich unruhig machen kann, wird mit dem Hopfen ins Gleichgewicht gebracht. Aber besonders als Schlafmittel ist er eine wunderbare Pflanze, die durch ihre milde Wirkungsweise auch gut mit anderen Kräutern wie Baldrian oder Melisse kombiniert werden kann. Hopfen verbessert die Qualität und die Dauer des Schlafes. Aber auch wenn er sanft wirkt, er sollte nur ab dem späten Nachmittag eingenommen werden. Sonst hast du tagsüber schwer damit zu kämpfen, munter und fit zu bleiben.

Da die Pflanze eine östrogenbildende Wirkung bei Tumoren besitzt, sollte bei Brustkrebs, Gebärmutterkrebs oder auch Endometriose unbedingt vor der Einnahme mit dem Arzt Rücksprache gehalten werden.

## Der Hopfen als dein Seelenfreund

Wann hast du dich das letzte Mal so richtig entspannt gefühlt und ein Lächeln auf den Lippen getragen? Alles, was dich nervös macht, kostet dich Leichtigkeit. Oft macht sich das dann natürlich in Schwerfälligkeit bemerkbar. Die Freude an vielen Dingen des Alltags fehlt dir, und wenn dann auch noch Schlaflosigkeit dazukommt, fragst du dich: Wie soll ich bloß den nächsten Tag überstehen?

Nimm dir ein Beispiel am Hopfen. Die Pflanze schlängelt sich luftig in die Höhe. Bereits ganz zeitig im Frühling bohrt sie sich mit Leichtigkeit mit ihren spitzen Trieben durch die dichte Erde. Dabei sucht sich der Hopfen einen Partner, an dem er sich hochwinden kann. Er klammert sich fest und wächst in luftige Höhe, immer der Sonne entgegen. Der Hopfen ist im übertragenen Sinne für dich da, damit du dich an ihm festhalten kannst. Erlebe wieder, wie es sich anfühlt, mit Leichtigkeit und Freude durchs Leben zu gehen. Schon allein der Duft der Pflanze reicht aus, um von seiner Fröhlichkeit und Unbeschwertheit zu profitieren.

## DEINE ANWENDUNGEN MIT DEM HOPFEN

Der Hopfen ist sehr einfach anzuwenden. Du wirst bereits von ihm beschenkt, wenn du nur an den getrockneten Hopfenzapfen riechst. Ein Hopfenkissen ist für Einschlafprobleme eine wunderbare Lösung. So begleitet dich seine Heilkraft durch die Nacht.

Rezept

# Beruhigendes Hopfenkissen

**ZUTATEN**

- leeres Kissen, etwa 20 mal 20 cm
- getrocknete Hopfenzapfen

Du füllst einfach die Zapfen in den Stoff und verschließt das Kissen. Es kann natürlich auch ganz individuell deiner gewünschten Größe entsprechen. Wichtig ist, dass das Kissen wiederbefüllbar ist, denn alle drei bis vier Wochen sollte es mit neuen getrockneten Hopfenzapfen bestückt werden. Du kannst das Kissen dann neben dich ins Bett legen, auf den Nachtisch oder dahin, wo du eben noch den sanften Duft des Hopfens wahrnehmen kannst. Dieses Kissen ist auch wunderbar für Kinder geeignet, die unter nervösen Schlafstörungen oder Angstzuständen leiden.

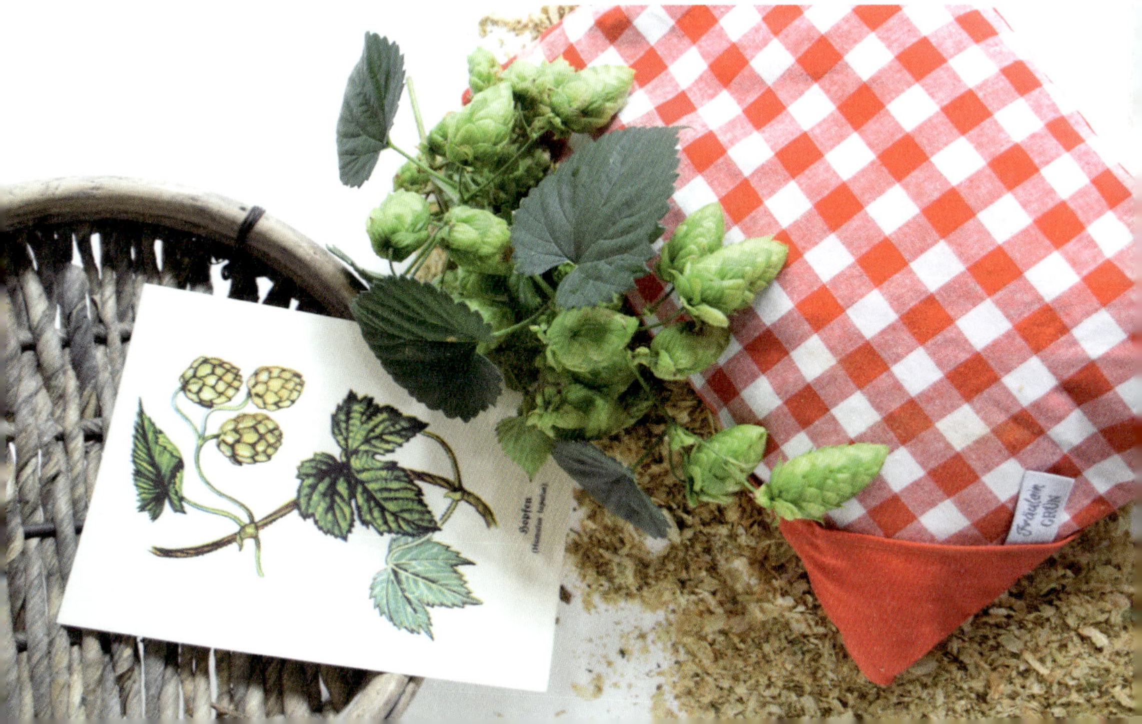

Rezept

# Hopfenlikör

Wer sagt denn, dass es immer nur ein Bier sein darf, wenn es um Hopfenzapfen geht? Auch ein Hopfenlikör bietet sich an.

**ZUTATEN**

- 500 ml Wodka
- 2 EL Kandiszucker
- 8 EL frische oder 4 EL getrocknete Hopfenzapfen

Alle Zutaten kommen in ein leeres, sauberes 500-Milliliter-Glas, das danach gut verschlossen wird. Nun lass den Likör an einem hellen Ort (nicht in der direkten Sonne) bei Zimmertemperatur für zwei Wochen ausziehen. Der Kandiszucker sollte sich in dieser Zeit aufgelöst haben. Nach den zwei Wochen wird alles abgeseiht und kann in eine Flasche gefüllt werden. Bei akuten Schlafstörungen kann dir ein kleines Gläschen vor dem Zubettgehen helfen.

## Hopfen wirkt als

- Gelassenheitspflanze
- Freudenpflanze

Wenn du dir wieder mehr Leichtigkeit wünschst, dann ist der Hopfen für dich da – er vermittelt dir Gelassenheit und Freude. Versuch ihn auch mal als Milch am Abend, als Tee oder in einem Schlafkissen, das über die Nase wirkt.

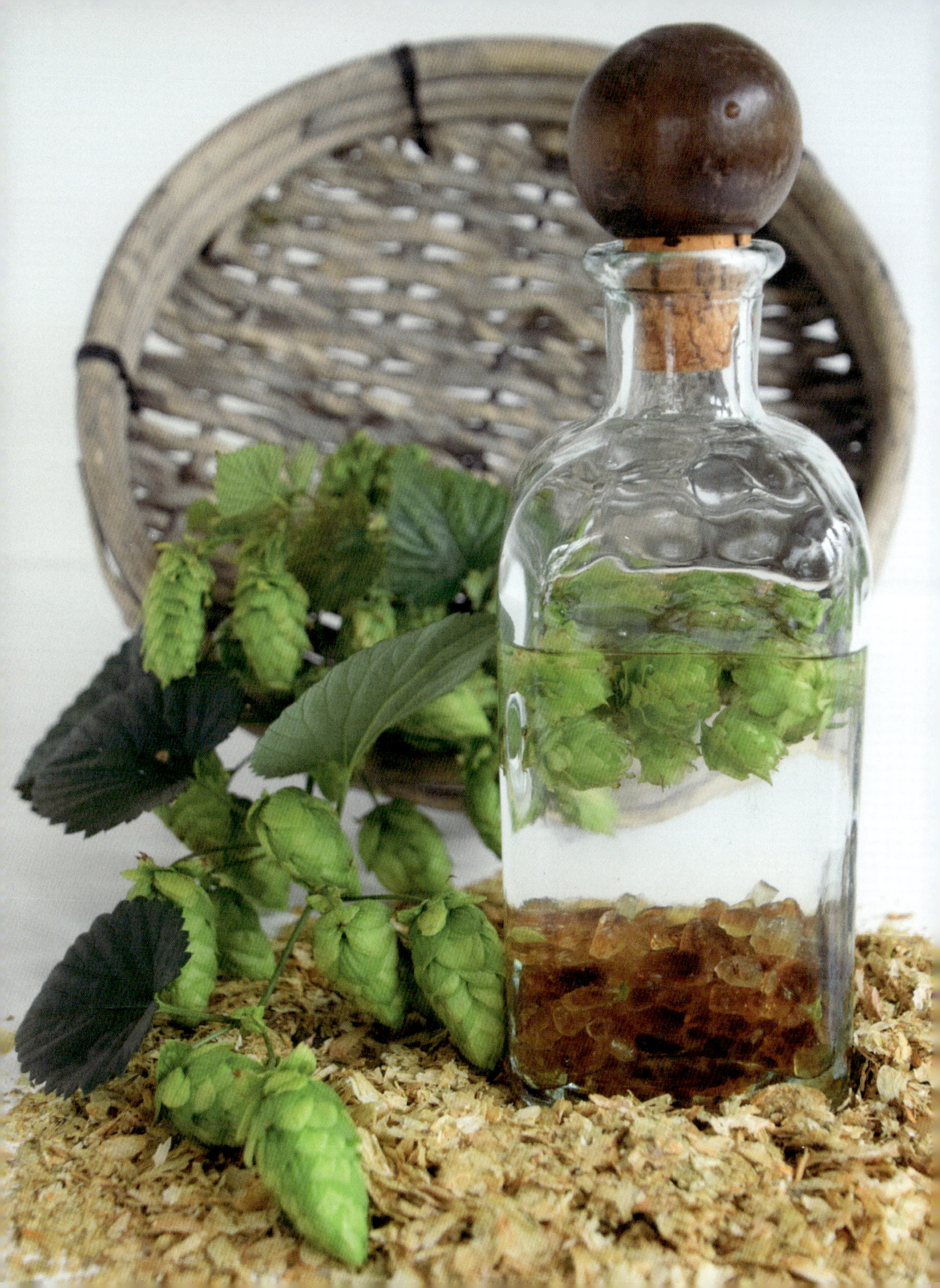

# Linde – deine zarte Begleiterin

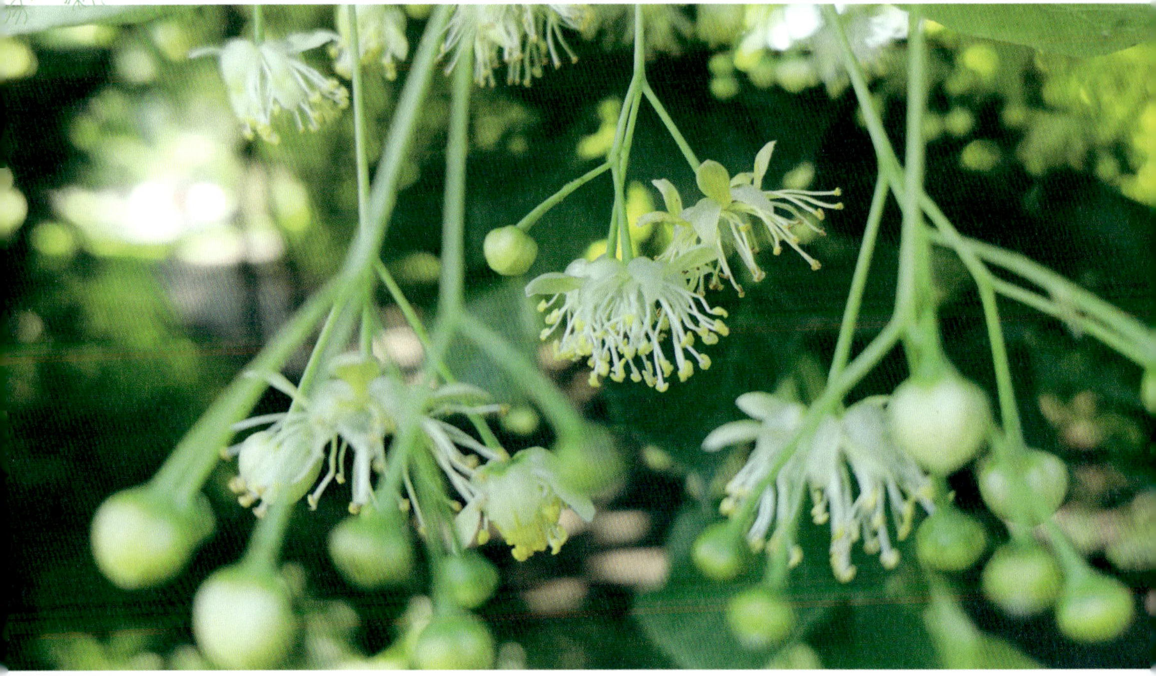

Sie »lindert«, sie bringt »Linderung«. Ja, jetzt geht es nicht um ein Kraut, sondern um einen großen Laubbaum, der immer schon die Nähe der Menschen gesucht hat und dessen heilsame Kräfte seit Jahrtausenden genutzt werden. In vielen Dörfern steht auch heute noch ein Lindenbaum, von dem gesagt wird, dass er dreihundert Jahre kommt, dreihundert Jahre bleibt und dreihundert Jahre geht. Ein sanfter Riese mit zarten Blättern und bezaubernd duftenden Blüten. Die sind es auch, die für die Heilkunde- und Wohlfühlrezepte eine große Rolle spielen. Denn diese Sanftheit der Lindenblüten haben wir Menschen in vielerlei Hinsicht wieder nötig. Egal, ob es darum geht, mit sanften Methoden eine Linderung unserer Probleme anzugehen oder für uns selbst wieder mehr Sanftheit zu kultivieren. Ob ganz jung oder schon im hohen Alter, jeder kann von der Linde nur profitieren.

## DIE PFLANZE IN DER NATUR

Es gibt bei uns zwei Arten von Lindenbäumen: die Sommer- und die Winterlinde. Von der Wirkung her unterscheiden sie sich kaum, aber an den Blättern lässt sich der Unterschied gut erkennen. Die Blätter der Sommerlinde sind auf beiden Seiten behaart und in den Nervenachsen liegen kleine weiße Haarbüschel. Die Blätter der Winterlinde sind hingegen nicht behaart. Die Sommerlinde ist auch immer ein wenig früher dran mit ihren Blüten. Zu erkennen sind alle Linden ganz einfach, denn ihre Blätter haben die Form eines Herzens. Auch hier zeigt sich bereits, dass wir es mit einem sehr sanften, »herzlichen« Baum zu tun haben.

## DEINE LINDE ZU HAUSE

Ich glaube, wir sind uns einig, dass du für eine Linde einen großen Garten mit viel Platz benötigst. Wenn du diesen hast, dann wird die Linde in einer Baumschule vorgezogen und am besten im Frühling oder Herbst bei dir eingegraben. Die Sommer- ebenso wie die Winterlinde mag gern einen sonnigen Standort, beim Boden ist sie eher unkompliziert. Aber wenn du dich wirklich dazu entschließt, diesen fantastischen Baum in deinen Garten zu holen, wirst du sehen, dass die Linde auch recht schnell wächst. Hol dir bei deinem Vorhaben am besten ein paar mehr Tipps von einem Profi aus der Gärtnerei oder Baumschule deines Vertrauens.

## AUS DER GESCHICHTE DER PFLANZE

Bei den Germanen war die Linde der Göttin Freya geweiht: ein Symbol für Liebe und Fruchtbarkeit. Inmitten der Dörfer hat man sich unter der Linde versammelt, um gemeinsam zu feiern und zu tanzen. Aber auch wenn es um gerichtliche Entscheidungen ging oder um einen Streit, die Linde war der Platz, um zu richten. Das sanfte Wesen des Baumes und sein beruhigender Duft während der Blütezeit war dann oft auch schon mal der Grund, dass sich scheinbar unversöhnlicher Streit in Wohlgefallen aufgelöst hat.

## DER EINSATZ DER PFLANZE

Wenn man über die Lindenblüten spricht, dann wissen viele, dass ein Tee daraus ein gutes Heilmittel bei Erkältungen ist. Seine schweißtreibende Wirkung ist schon lange bekannt. Was aber in der Volksheilkunde immer noch als Geheimnis gilt, ist ihre beruhigende Wirkung. Auf ganz sanfte Art und Weise, so wie der Baum uns auch gegenübertritt, können die Lindenblüten Stresssymptome lindern. Auch bei leichten Schlafproblemen zahlt es sich aus, den Blüten eine Chance zu geben. Vielleicht reicht bereits die Sanftheit des Baumes aus, um sicher in den Schlaf zu sinken. Menschen mit

- leichten Depressionen,
- Nervenschwäche
- oder Angstzuständen

sollten sich zur Lindenblütenzeit unbedingt Tag für Tag unter den Baum setzen. Vielleicht kennst du ja diesen leicht süßlichen, himmlischen Duft, der von den Blüten ausgeht. Ihre ätherischen Öle wie das Farnesol oder auch das Linalool können zur »Linderung« der genannten Probleme beitragen. Einen Versuch ist es wert. Selbst wenn du nur dasitzt und den Bienen beim fleißigen Sammeln der Pollen zusiehst – das allein kann schon eine Wohltat fürs Gemüt sein.

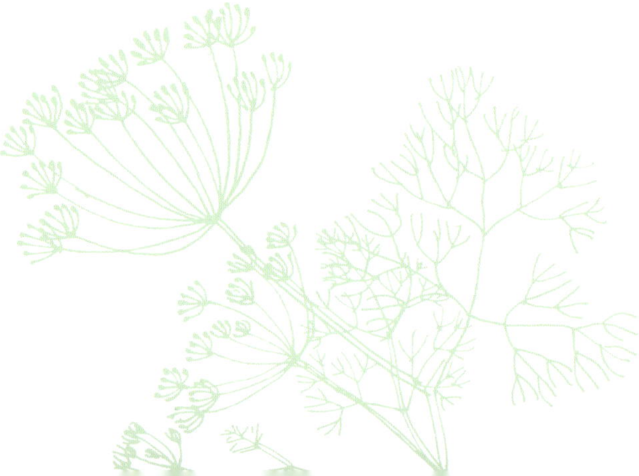

## Die Linde als deine Seelenfreundin

Wie oft sehnst du dich danach, mit zarter Hand berührt, gehalten und getröstet zu werden? Nach einem Streicheln, das dich entspannt und zuversichtlich stimmt? Das Leben hat uns oft ziemlich fest im Griff – und das kann uns aufs Gemüt schlagen. Ein sanfter Freund an deiner Seite, der dir wohlwollend zunickt, dich liebevoll umarmt und dir Sicherheit schenkt, das ist die Linde. Die Herzlichkeit dieses Baumes ist bereits an den herzförmigen Blättern erkennbar.

Die Linde ist immer da zu finden, wo auch wir Menschen sind. Sie gibt dich nicht auf. Sie lindert viele deiner Probleme und setzt da an, wo die Schwierigkeiten auch oft entstehen: im Herzen. Fest verankert im Boden wird die Linde mehrere hundert Jahre alt. Nimm Platz, lehn dich an ihren Stamm und lass dich im Herzen berühren. Gerade auch dann, wenn du mit großen Ängsten zu kämpfen hast, sind ihre Blüten für dich da. Vertraue diesem Baum, denn er kennt dich als Mensch und weiß, wie sehr du dir jemanden wünschst, der dich versteht und einfach nur sanft mit dir und deinen Problemen umgeht. Schenk der Linde bewusst deine Aufmerksamkeit. Sie wird es dir mit beruhigenden Momenten und neuer Freude am Leben danken.

## DEINE ANWENDUNGEN MIT DER LINDE

Der richtige Zeitpunkt zum Sammeln der Lindenblüten ist, wenn sich die Knospen geöffnet haben. Dabei können ruhig noch ein paar Knospen verschlossen sein, aber der Großteil sollte offen sein und seinen Duft verströmen. Bereits verwelkte Blüten sind zur Verwendung nicht mehr ideal.

Eines der ältesten Heilmittel ist ein Sauerhonig, auch Oxymel genannt. Zwei wunderbare Lebensmittel, nämlich Essig und Honig, finden hier zueinander. Unser Darm profitiert enorm von der Wirkung des Oxymels und geht es unserem Darm gut, geht es auch unserer Seele gut. Die Lindenblüten setzen unserem Oxymel mit ihrer beruhigenden Wirkung noch das i-Tüpfelchen auf.

Rezept

## Beruhigendes Lindenblüten-Oxymel

Für dein Oxymel stellst du im ersten Schritt einen Essig her. Ich verwende immer einen nicht pasteurisierten Apfelessig, weil ich zusätzlich dessen gute Bakterien für meinen Darm nutzen möchte. Du kannst aber natürlich auch jeden anderen Bio-Essig verwenden.

### ZUTATEN LINDENBLÜTEN-ESSIG

- frische Lindenblüten
- Apfelessig

Zunächst werden die Lindenblüten ein wenig zerkleinert. Egal, wie groß das Glas ist, das du nutzen möchtest, fülle es zu einem Drittel, maximal zur Hälfte mit den frischen Lindenblüten. Danach kommt bis zum Glasrand der Apfelessig hinein. Nun das Glas gut verschließen. Zwei bis vier Wochen darf der Ansatz im Dunklen ausziehen. Nach der Stehzeit den Essig abseihen und zum Sauerhonig weiterverarbeiten.

### ZUTATEN LINDENBLÜTEN-OXYMEL

- 1 Teil fertiger Lindenblüten-Essig
- 3 Teile Bio-Honig

Sobald der Ansatzessig abgeseiht ist, wird er mit dem Honig gemischt. Das Mischungsverhältnis ist 1:3. Wenn du also 50 Milliliter Essig hast, gibst du 150 Milliliter Honig dazu. Verrühre beides, bis sich Essig und Honig gut verbunden haben, dann ist das Oxymel fertig zum Abfüllen.

Du kannst es löffelweise einnehmen oder du mischst es dir täglich in einem Glas Wasser. In 250 Milliliter Wasser gebe ich einen Esslöffel Oxymel hinein. Das schmeckt auch Kindern sehr gut.

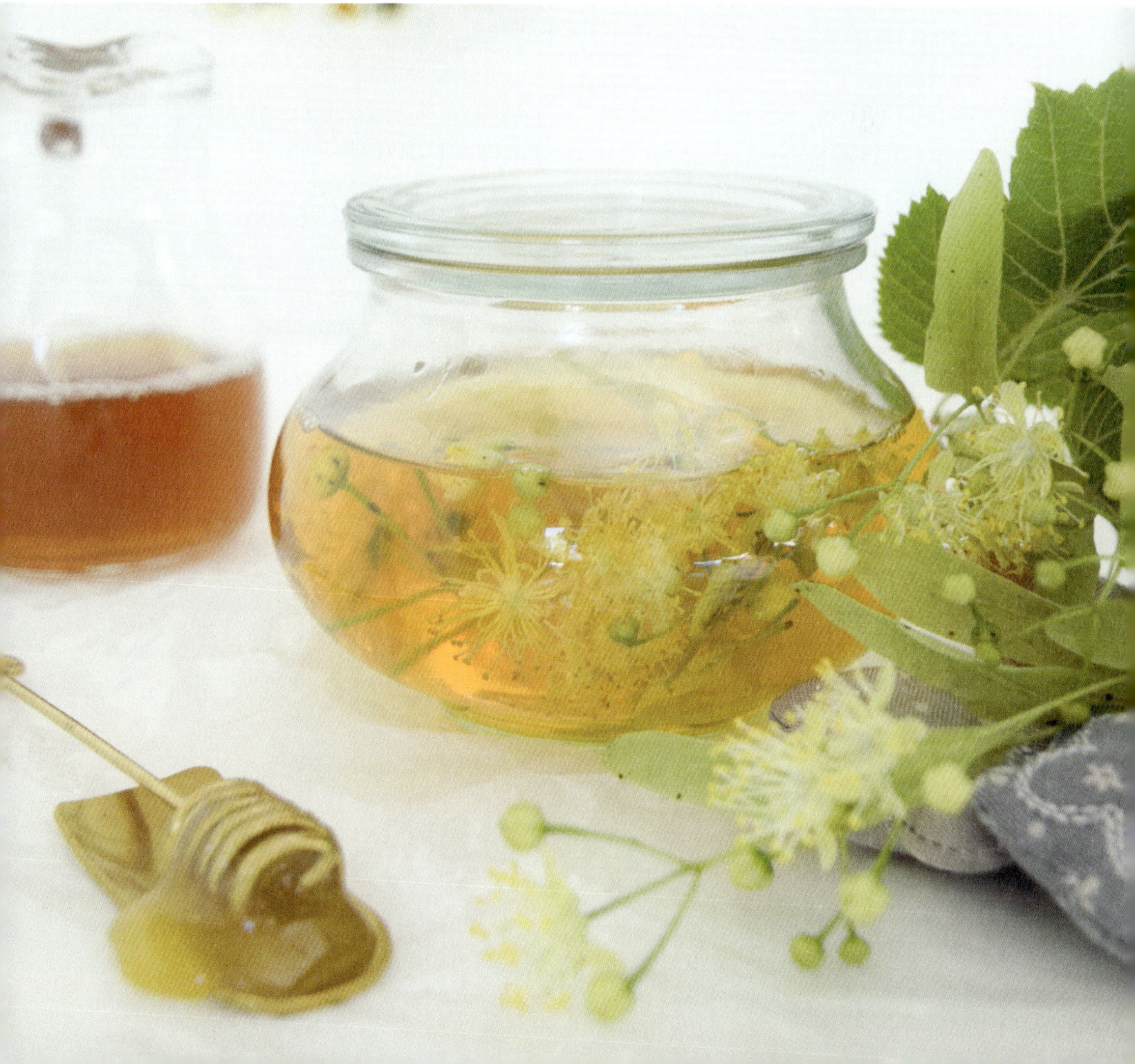

Rezept

# Lindenblüten-Infused mit Erdbeerkick

Ich liebe die Einfachheit eines Infused Water. Im Grunde geht es darum, dass man dem Wasser einen Geschmack beifügt. Und dazu eigenen sich auch Blüten von der Linde. Ein ganz milder Geschmack mit einer beruhigenden Wirkung entfaltet sich. Als besonderes Extra kommen in dieses Infused noch frische Erdbeeren hinein.

**ZUTATEN**

- 1 Liter Wasser
- 1 Handvoll frische Lindenblüten
- 2 bis 3 frische Erdbeeren

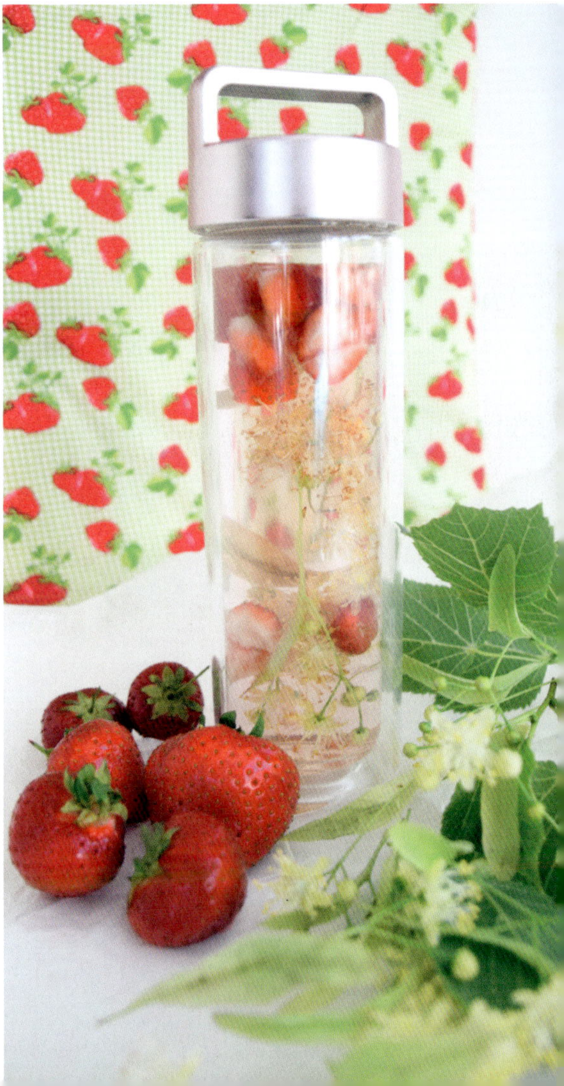

Die Erdbeeren werden geviertelt und kommen mit den frischen Lindenblüten in das Wasser. Dort dürfen sie mindestens eine Stunde ausziehen. Das Tolle ist: Die Zutaten können noch zwei bis drei Mal mit frischem Wasser aufgegossen werden und geben immer noch Geschmack ab.

## Die Linde wirkt als

- Herzpflanze
- Schutzpflanze
- Freudenpflanze

Drei Kategorien, die dir zeigen, dass die Linde gerade dein Herz schützt und dir damit neue Lebensfreude bringt. Als Tee oder vielleicht auch mal als Oxymel lässt sich dieses Wohlfühlkraut wunderbar in den Alltag integrieren.

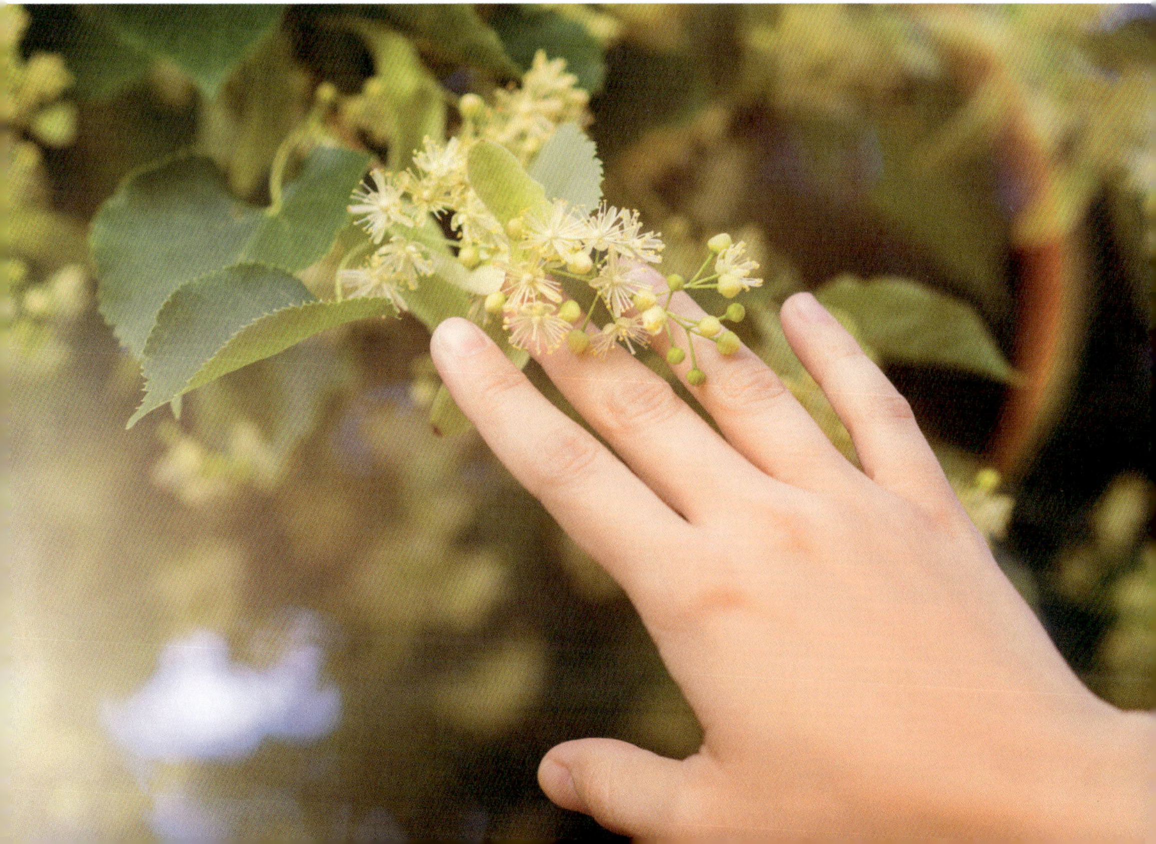

# Kamille – die Mütterliche

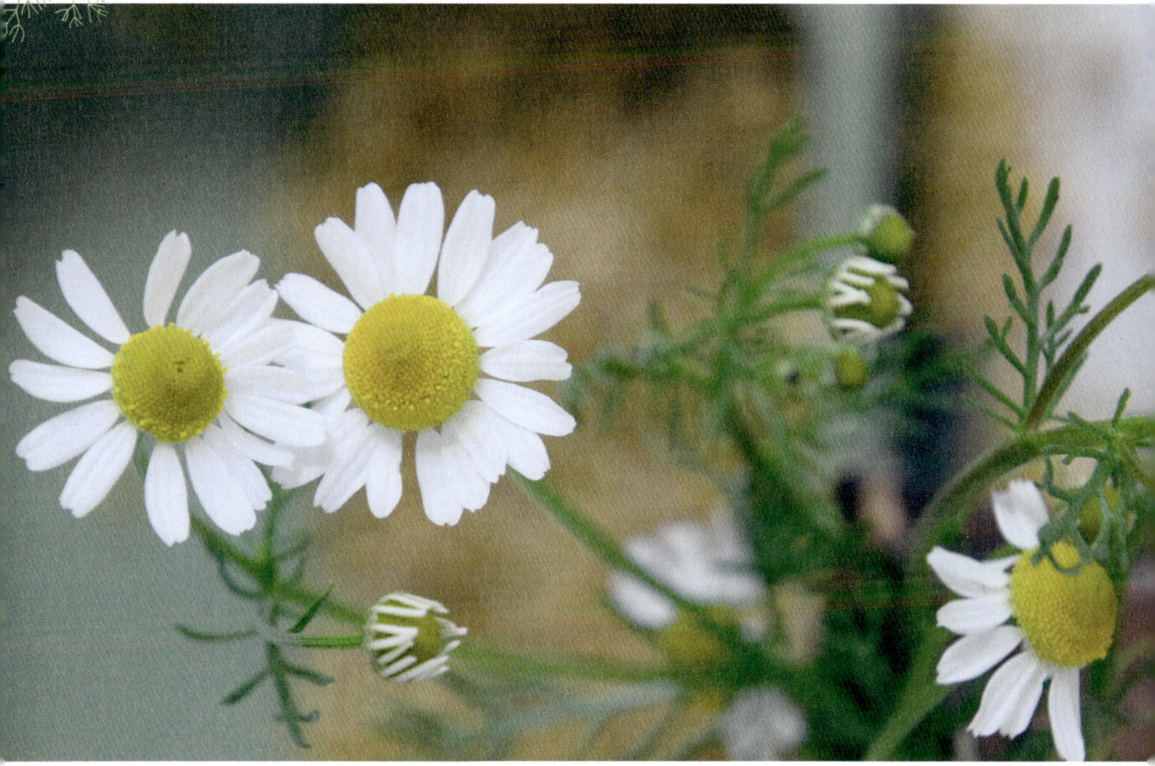

Sag wieder Ja zur Kamille, das möchte ich dir ans Herz legen. Es ist für mich fast immer ein wenig Aufklärungsarbeit, die Kamille wieder ins Leben der Menschen zu führen. Da es ein klassisches Erkältungsmittel für Kinder ist, verbinden wir dieses starke Heilkraut leider viel zu oft mit »Kranksein«. Tatsächlich ist diese Heilpflanze besonders für Kinder super hilfreich und verträglich, wenn es eben um Erkältungen oder Bauchschmerzen geht. Aber die Kamille ist in ihrer Kraft und Sanftheit vor allem auch für uns da, um uns zu beruhigen, uns Reizbarkeit und Anspannung zu nehmen und uns ein Gefühl der Geborgenheit zu schenken. So wie es auch Mütter für ihre Kinder tun. Die Kamille ist eine große Beschützerin und gibt uns Kraft und Halt.

## DIE PFLANZE IN DER NATUR

An Wegrändern, im Brachland oder auch an Äckern und Feldern ist die Kamille noch wild zu finden. Bei meinen Kräuterwanderungen höre ich oft von Teilnehmerinnen, dass sie als Kind noch viel öfter die Kamille entdeckt haben als heute. Das ist richtig. Viele Felder und Äcker werden heute mit chemischen Düngern und Pestiziden behandelt, und das mag die Kamille gar nicht. Es ist ein gutes Indiz: Falls du mal eine Kamille an einem Feldrand entdeckst, kannst du dir sicher sein, dass hier rein biologisch gearbeitet wird.

Die Kamille mag es gern trocken und ein wenig steinig. Es kann sein, dass sie dir bei einem Spaziergang am Wegesrand begegnet. Die Kamille zählt zu den Korbblütlern, auf die manche Menschen allergisch reagieren. Meist ist aber die Pflanze gut verträglich. Wenn es zu Reaktionen kommt, dann ist es oft die Hundskamille, die diese Allergien auslöst. Sie wird gern mit der Echten Kamille verwechselt. Ein untrügliches Zeichen, dass es sich wirklich um die Kamille handelt, ist ihr hohles Köpfchen. Teilt man es mit den Fingern, findet man einen Hohlraum.

## DEINE KAMILLE ZU HAUSE

Die Kamille kannst du selbst ganz einfach aus Samen ziehen. Diese Samen können bis zu einhundert Jahre im Boden verweilen, wie Funde gezeigt haben. Sie benötigen Wärme, um zu keimen, aber nur etwa 19 Grad. Sie in der Wohnung zu ziehen, wo es meistens wärmer ist, ist daher nicht anzuraten. Aber vielleicht hast du einen kühleren Ort mit Fenster, zum Beispiel einen Vorratsraum oder Vorraum. Wenn die kleinen Pflanzen dann da sind, können sie in den Garten oder einen Topf umgepflanzt werden. Dafür müssen sie sich aber ein wenig abhärten, gib sie also nicht gleich von 19 Grad raus in die Kälte.

Am besten, du besorgst dir eine Kamillenpflanze in Bio-Qualität. Im Sommer möchte sie gut gewässert werden, Staunässe mag sie aber nicht. Damit sie ihr ätherisches Öl bilden kann, braucht sie einen sonnigen Standort.

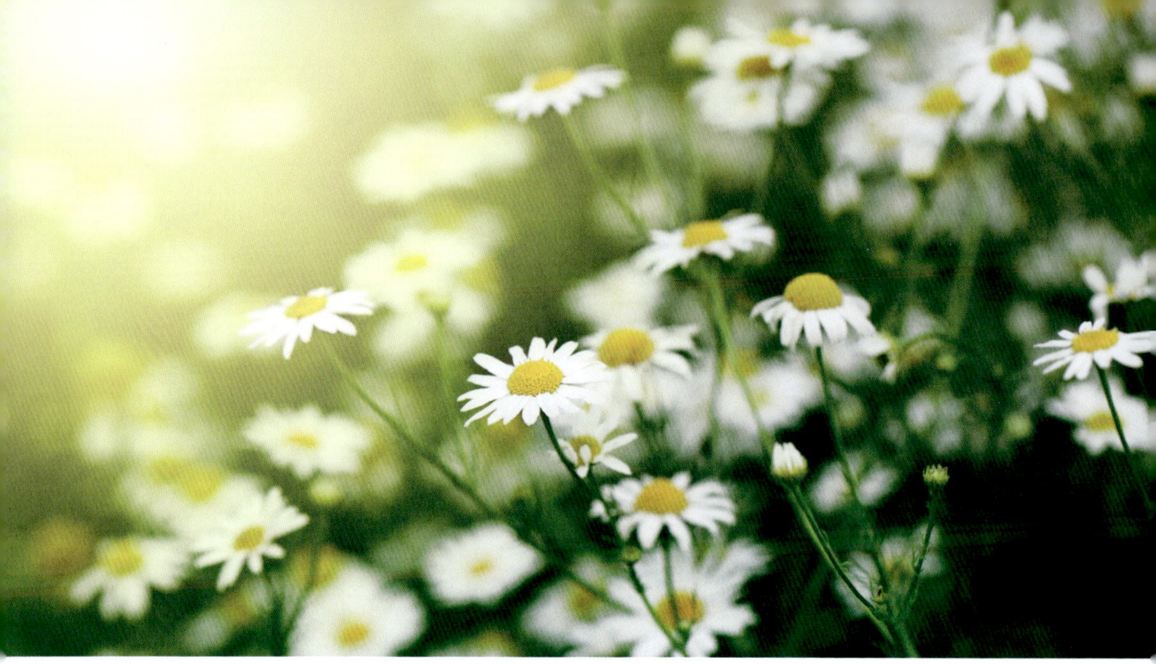

## AUS DER GESCHICHTE DER PFLANZE

Die Kamille gilt seit jeher als Sinnbild der Kraft. Sie wird richtiggehend als Allheilmittel angesehen, vor allem für Frauen und Kinder, weil sie auf eine sanfte Art wirkt. Schon ihr lateinischer Name *Matricaria* stammt vom Wort *mater* (»Mutter«) und *matrix* (»Mutterboden«, »Gebärmutter«) ab. Das zeigt schon, dass ihr Einsatzgebiet gerade bei vielen Frauenleiden liegt und sie darüber hinaus Kindern und Säuglingen ihre heilsamen Dienste anbietet.

## DER EINSATZ DER PFLANZE

Als sanftes Beruhigungsmittel kann die Kamille uns Frauen in aufgeregten Zeiten unterstützen. Gerade wenn dich wieder mal PMS plagt oder du eine so hohe Reizbarkeit erreichst, dass sich dein ganzer Körper verspannt: Als krampflösendes Mittel greift dir diese Heilpflanze wunderbar unter die Arme. Ihre liebevolle Wirksamkeit zeigt sich auch bei

- Launenhaftigkeit,
- seelischer Anspannung,
- allgemeiner Ungeduld.

Wenn du dir mehr Gelassenheit im Leben wünschst, wird dir diese Pflanze mehr Vertrauen dafür schenken. Auch sehr schmerzempfindliche Menschen können von der Kamille profitieren. Je aufgeregter ein Mensch nämlich ist, desto schmerzempfindlicher wird er. Das wird schnell zum Teufelskreis, wenn es dann zum Beispiel um den Besuch beim Zahnarzt geht. Schon der bloße Gedanke daran versetzt dich in so eine Aufregung, dass du automatisch mehr Schmerz empfindest. Auch in solchen Fällen hast du mit der Kamille einen mütterlichen Begleiter an der Seite.

Die Kamille ist auch als Kinderkraut bekannt. Schon Säuglinge vertragen einen leichten Tee mit dem Kraut sehr gut. Und auch auf seelischer Ebene hat die Pflanze in der Kinderheilkunde ihre Berechtigung. Beruhigend und einschlaffördernd wirkt sie. Als Tee oder einfach mit ihrem warmen Duft, der einem Kräuterkissen entströmt, umhüllt sie Kinder mit ihrer schützenden Geborgenheit. Zahnende Kinder profitieren außerdem sehr von der schmerzstillenden Wirkung der Kamille.

Die Kamille wirkt durch ihr ätherisches Öl so wunderbar auf uns. Wenn du sie nicht in der Natur oder im Garten sammelst, achte beim Kauf darauf, nicht die abgepackten Teebeutel aus dem Lebensmittelhandel zu nehmen. Im Kräuterfachhandel oder der Apotheke kannst du ganze getrocknete Kamillenblüten kaufen. Hier kannst du sicher sein, dass diese auch einen hohen Gehalt an ätherischen Ölen besitzen. Gerade in der Apotheke muss dieser Gehalt sogar nachgewiesen werden.

# Die Kamille als deine Seelenfreundin

Erinnerst du dich an die Zeit zurück, wo du dich in den Armen deiner Mutter sicher und geborgen gefühlt hast? Wie ein schützender Mantel legt sich auch die Kamille um dich und um deine Seele. Sie hegt und pflegt dich, wenn du Ruhe und Geborgenheit suchst. Ihre Sanftheit ist wie die Gelassenheit, die wir auch von Müttern kennen – sie macht die Kamille zu einem der besten Heilkräuter, wenn sich in deinem Körper alles angespannt anfühlt, die Muskeln einen viel zu hohen Tonus aufweisen und du merkst, dass auch deine Gesichtszüge verhärtet sind. Meistens ist das auch in einer Phase, wo du dich von den kleinsten Dingen reizen lässt.

Es ist nicht ungewöhnlich, dass gerade uns Frauen diese Phase einmal im Monat trifft. Die PMS-Phase verursacht Anspannung, Gereiztheit und oft auch Tränen, die wie aus dem Nichts kommen. Dann wünschen wir uns die beschützende Wärme und Kraft einer Mutter. Eine Sanftheit und Bestimmtheit, die uns sagt, dass alles gut wird. Diese seelische Streicheleinheit, diesen Beistand schenkt dir die Kamille. Bereits eine Tasse Kamillentee kann in deinem Körper ein gutes, sicheres und entspanntes Gefühl auslösen. Alles fühlt sich warm, weich und sanft an. So, wie wenn uns eine liebevolle Mama über den Kopf streichelt.

Ich schwöre auf den Einsatz von Kamillentee. Auch Kinder reagieren auf diese sanfte Methode wunderbar. Die Dosis ist aber für Kinder und Erwachsene unterschiedlich. Deswegen hier eine genaue Anleitung.

Rezept

## Kamillentee für Kinder und Erwachsene

**ZUTATEN**

- für Säuglinge 1 TL
- für Kinder 2 TL
- für Erwachsene 1 EL getrocknete Kamillenblüten

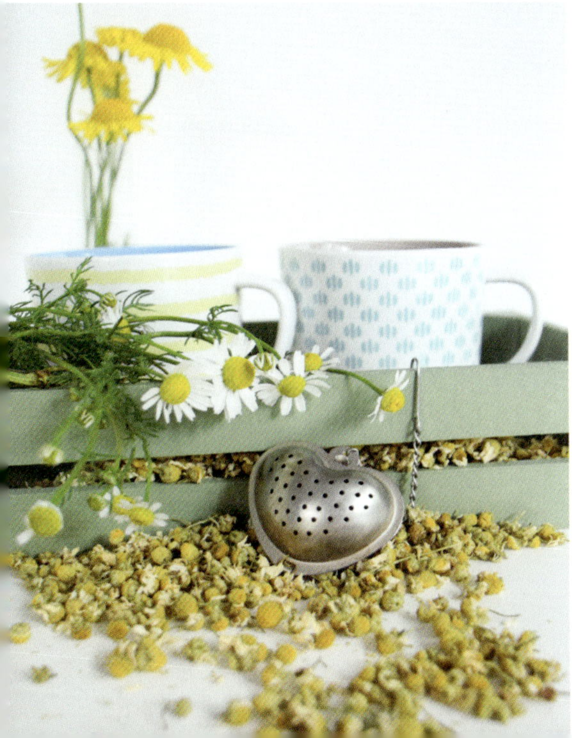

Diese Menge ist perfekt für 250 Milliliter. Die Kamillenblüten werden mit heißem Wasser (etwa 80 Grad) überbrüht und dürfen zugedeckt drei bis fünf Minuten ziehen. Die Kondenstropfen, die sich am Deckel bilden, sollten ebenfalls getrunken werden, da sich hier viele wertvolle ätherische Öle befinden.

Rezept

# Kamillen-Tinktur

Ob dir ein PMS seelisch zu schaffen macht oder Verkrampfungen im Körper: Der Alkoholauszug der Kamille kann – richtig dosiert – in schwierigen Phasen sehr heilsam sein.

**ZUTATEN**

- Korn oder Wodka mit 40 Prozent Alkoholanteil
- frische oder getrocknete Kamillenblüten

Fülle ein Schraubglas oder eine Flasche zu einem Drittel mit den getrockneten Blüten oder maximal bis zur Hälfte mit den frischen Blüten. Danach mit dem Alkohol aufgießen und alles für vier Wochen im Dunklen ausziehen lassen. Danach wird die Tinktur abgeseiht und sollte weiterhin dunkel aufbewahrt werden.

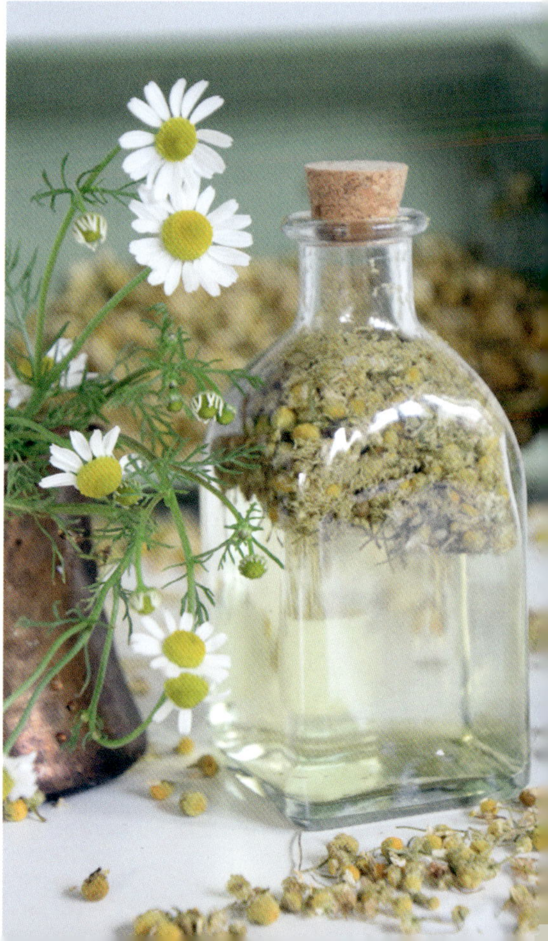

Wenn du weißt, dass du zu PMS neigst, nimm bereits drei Tage vorher die Tinktur ein: dreimal täglich zehn bis fünfzehn Tropfen. Da es sich dabei um hochprozentigen Alkohol handelt, kannst du die Tinktur natürlich auch in ein Glas Wasser geben und so verdünnen. Bei anderen Beschwerden ist es besser, einen Tee zuzubereiten oder ein Duftkissen zu verwenden.

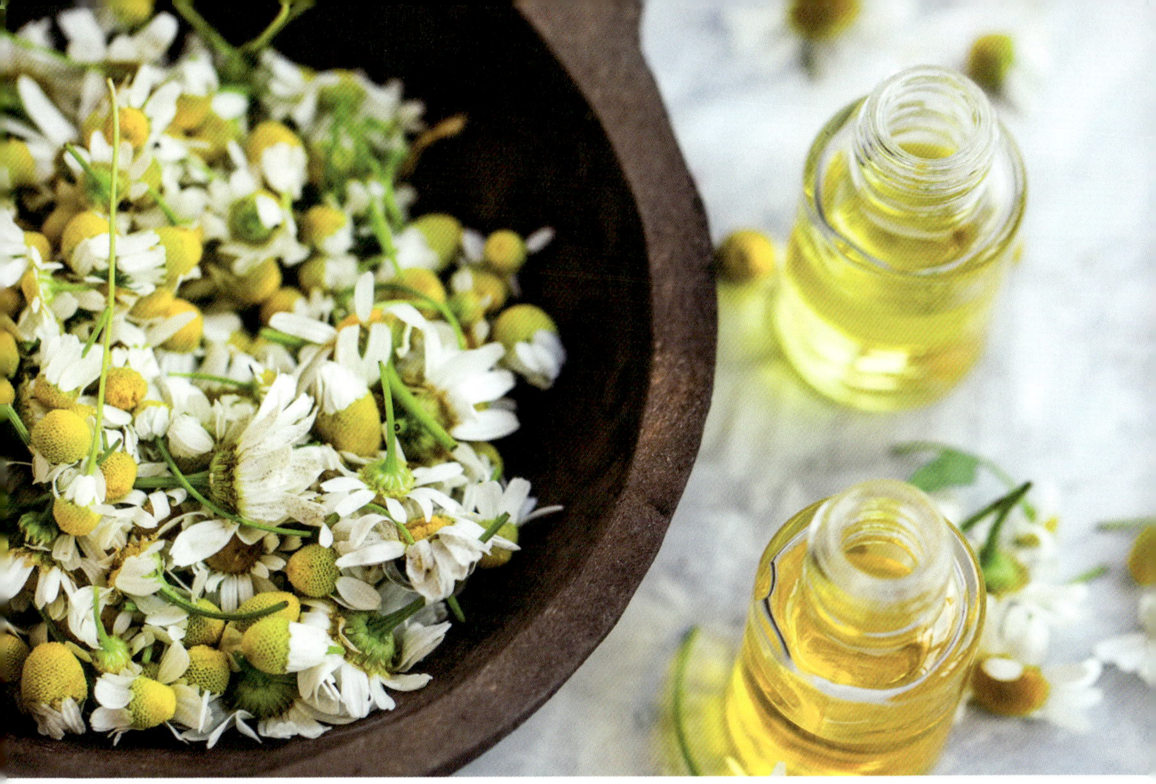

## Kamille wirkt als

- Gelassenheitspflanze
- Wutpflanze

Wenn du nicht weißt, warum du gerade Wut in dir verspürst, dann schenkt dir die Pflanze neue Klarheit und schließlich mehr Gelassenheit. Gerade als Tee, Tinktur oder auch in einem Duftkissen versprüht sie gut ihre Wirkung.

# Weißdorn – dein Herzensfreund

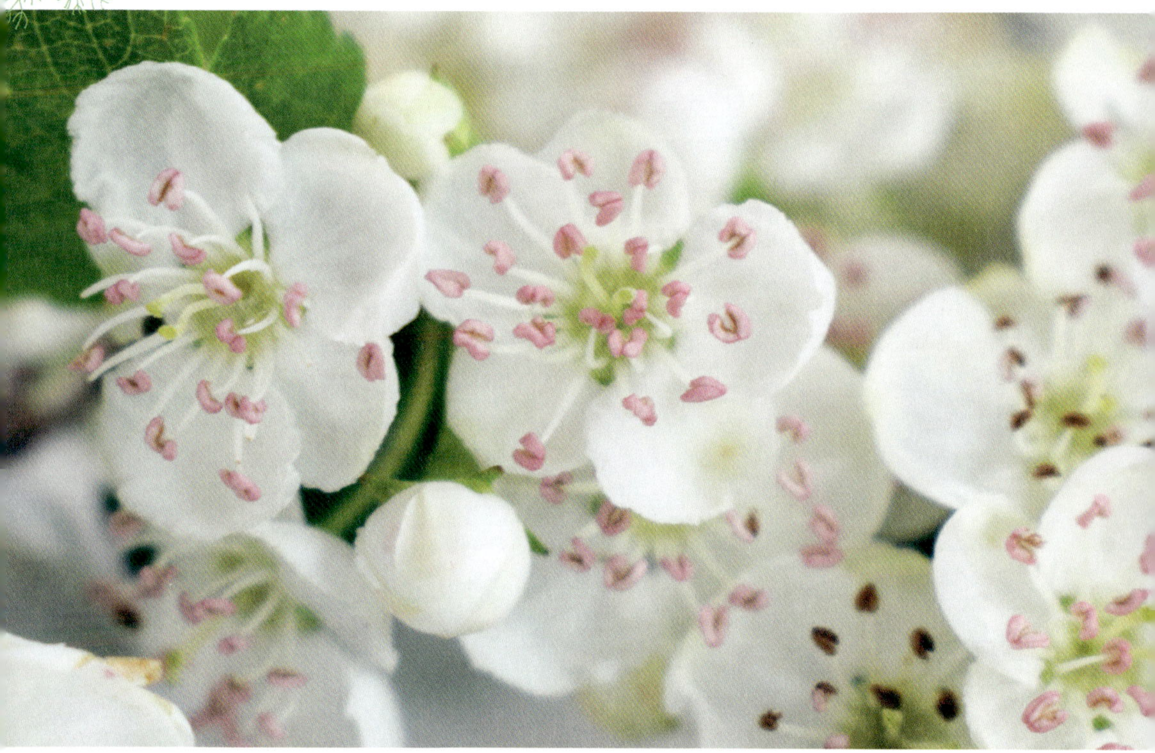

Wenn dein Herz aus dem Rhythmus gekommen ist und du dadurch nervöse, unruhige Phasen durchlebst, dann ist diese Herzpflanze die Nummer 1 an deiner Seite. Der Weißdorn stärkt das Herz, harmonisiert seinen Rhythmus und bringt die Ruhe und die Freude in dein Leben zurück. Das Herz hat neben seiner lebenserhaltenden Aufgabe auch eine zentrale Bedeutung für unser seelisches Wohlbefinden. Selbst als ganz gesunden Menschen kann dich ein Herzschmerz sehr schwächen und sogar krank machen. Ein frohes Herz hingegen steckt körperliche Gebrechen viel leichter weg. Es zahlt sich also aus, sich einen Herzensfreund ins Leben zu holen, der harmonisierend und ausgleichend auf dieses wichtige Organ wirkt.

## DIE PFLANZE IN DER NATUR

Der Weißdorn ist ein Strauch, der auch zu einem Baum heranwachsen kann. Er zählt zu den Rosengewächsen. Spätestens im Frühling, wenn seine hübschen weißen Blüten aufgehen, ist man ganz von ihm verzaubert. Der Blütenduft ist allerdings sehr eigen. Oft, wenn ich bei meinen Kräuterwanderungen an einem Weißdorn vorbeispaziere, frage ich die Teilnehmer, was sie riechen. Die häufigste Antwort ist, dass sie glauben, hier müsse irgendwo ein Fisch liegen. Dieser fischige Geruch stammt aber von den Blüten des Weißdorns. Für mich ein untrügliches Indiz, an dem man ihn sicher erkennen kann. Aber auch seine Dornen sind ein Erkennungsmerkmal. Gern wächst die Pflanze am Waldesrand oder vereinzelt auf Bergwiesen und -hängen.

## DEIN WEISSDORN ZU HAUSE

Buffet für Bienen, Nistplatz und Schutz für Vogel. Wenn du dir einen Weißdorn in den Garten holst, machst du nicht nur dir, sondern auch vielen Tieren, Vögeln und Insekten eine große Freude. Der Weißdorn kann als Strauch oder kleines Bäumchen drei bis sieben Meter groß werden. Da er in der Natur auch gern an Waldrändern wächst, ist klar: Er mag es eher halbschattig. Als Tiefwurzler sollte er außerdem einen tiefgründigen Boden zum Anwurzeln haben. Auf jeden Fall ist er glücklich mit lehmigem, kalkhaltigem Boden. Einmal ausgesetzt, wächst der Weißdorn sehr unkompliziert und am schönsten, wenn er nicht geschnitten wird. So wie die Linde ist auch der Weißdorn keine Pflanze für einen Topf.

## AUS DER GESCHICHTE DER PFLANZE

Der Dornenstrauch wurde früher als Hag (Hecke) angepflanzt, um sich vor wilden Tieren zu schützen. Darum nannte man ihn auch Hagedorn. Durch seine weißen Blüten und die roten Beeren war der Strauch immer schon ein Sinnbild für Liebe und starke Herzensgefühle. Dass die Blüten, Blätter und Beeren zur

Unterstützung unseres wichtigsten Organs verwendet werden, um seine Schlagkraft und die Durchblutung zu verbessern, ist eher neu. In der Volksheilkunde wurde der Weißdorn eher bei nervösen Beschwerden, großer Anspannung, Schlafstörungen und auch Angst eingesetzt. Diese so wichtigen Anwendungen wurden fast vergessen. Dabei benötigt unser Herz heute mehr denn je Aufmerksamkeit und Unterstützung.

## DER EINSATZ DER PFLANZE

Der Weißdorn ist wissenschaftlich bereits sehr gut erforscht, und es hat sich bestätigt, dass diese Heilpflanze durch das Zusammenspiel ihrer vielen Wirkstoffe die Durchblutung des Herzmuskels steigert und den Herzrhythmus stabilisiert. In der Phytotherapie setzt man gern auf den Weißdorn, weil er auch in Langzeittherapien gut wirkt, ohne dabei Nebenwirkungen zu zeigen. Vor allem auch prophylaktisch können Blätter, Blüten und Beeren unser Herz stärken und für einen gleichmäßigen Herzschlag sorgen.

Gerade in den heutigen Tagen, wo Stress an der Tagesordnung ist, kommt unser Herz leicht aus dem Rhythmus. Das bedingt innere Unruhe, zumal wir auch oft unter enormem Zeitdruck leiden. Die Folge ist, dass wir uns ausgebrannt fühlen und kaum noch Energie besitzen, wir sind leicht gereizt oder werden sogar schnell wütend. So hilft der Weißdorn bei

- Erschöpfung,
- Niedergeschlagenheit,
- lautem und starkem Herzklopfen.

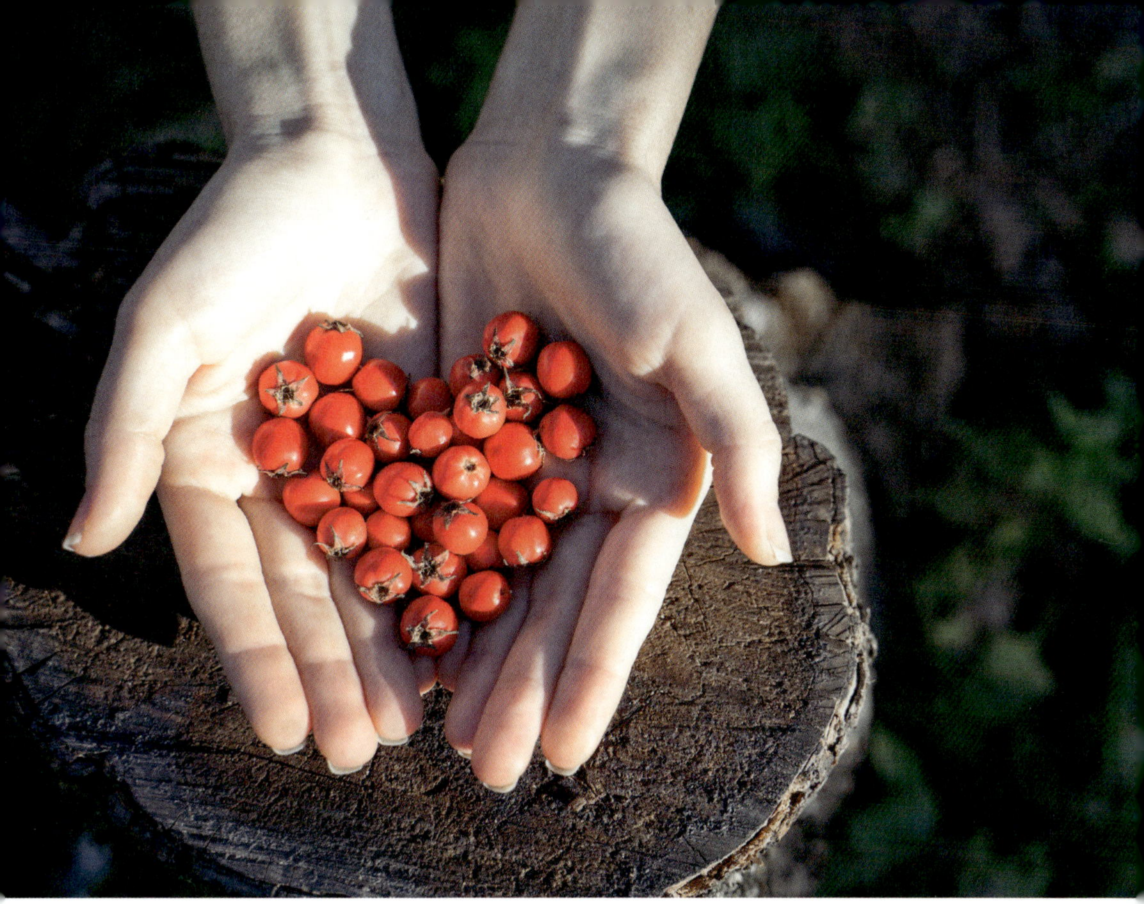

Unser Herz kann regelrecht versteinern und uns hart machen. Der Weißdorn bringt dann die Leichtigkeit und Freude zurück, die wir so dringend nötig haben, um durch große Belastungen nicht zu verbittern. Alles, was uns auf das Herz schlägt, macht uns auf Dauer krank. Mit dem Weißdorn an deiner Seite kannst du dir aber rechtzeitig Abhilfe schaffen. Auch wenn dein Herz verletzt wurde, du durch ein Leid großen Herzschmerz verspürst, kann der Weißdorn dein Seelentröster sein. Aber gib der Heilpflanze Zeit. Ein paar Wochen benötigt sie schon, um dein Herz wieder gut auszurichten.

Für Kinder ist der Weißdorn ebenfalls geeignet. Man sagt, dass unruhige Kinder nach dem Genuss von Blüten und Knospen wieder friedlich werden. Mit einer Teemischung aus Weißdorn und Melisse kann man ihnen sehr gut helfen.

# Der Weißdorn als dein Seelenfreund

Das Herz ist dein sensibelstes Organ. Es ist zum einen da, um dich gesund und am Leben zu halten, aber es zeigt dir auch, wenn dich etwas tief verletzt hat. Oft sticht es oder raubt dir immer wieder für kurze Augenblicke den Atem. Solche Zeiten sind schwer zu ertragen und können dich auf Dauer auch schwerer schädigen. Das musst du aber nicht zulassen, denn die Natur schenkt dir den Weißdorn als Herzensfreund. Auch dann, wenn dich der Stress des Alltags wieder einmal fest im Griff hat, du in unruhige Zustände verfällst und dich das alles dann auch noch wütend macht: Hol dir diesen Seelentröster an die Seite, der dein Herz mit sanfter Hand umfasst, dir Geborgenheit und Ruhe schenkt. Du wirst bald merken, dass dein Herz wieder in einem ruhigen, regelmäßigen Rhythmus schlägt. Das wird dir die Freude zurückgeben und so manche schwierige Situation wird leichter zu meistern sein. Nichts musst du in dieser Welt allein schaffen. Die Natur mit ihren Pflanzen ist immer an deiner Seite. Harmonie und Balance sind das Wichtigste für dich und dein Herz. Lass dir vom Weißdorn helfen.

## DEINE ANWENDUNGEN MIT DEM WEISSDORN

Der Weißdorn schenkt uns seine Blüten, Blätter und Beeren. Den im Folgenden beschriebenen Gin kannst du zum Beispiel auch mit den Weißdornblüten im Frühling ansetzen. Mit den Blättern würde ich dir eher einen Tee empfehlen.

Rezept

# Weißdorn-Gin

**ZUTATEN**

- 1 Handvoll Weißdornbeeren
- 400 ml Gin
- 2 EL Kandiszucker

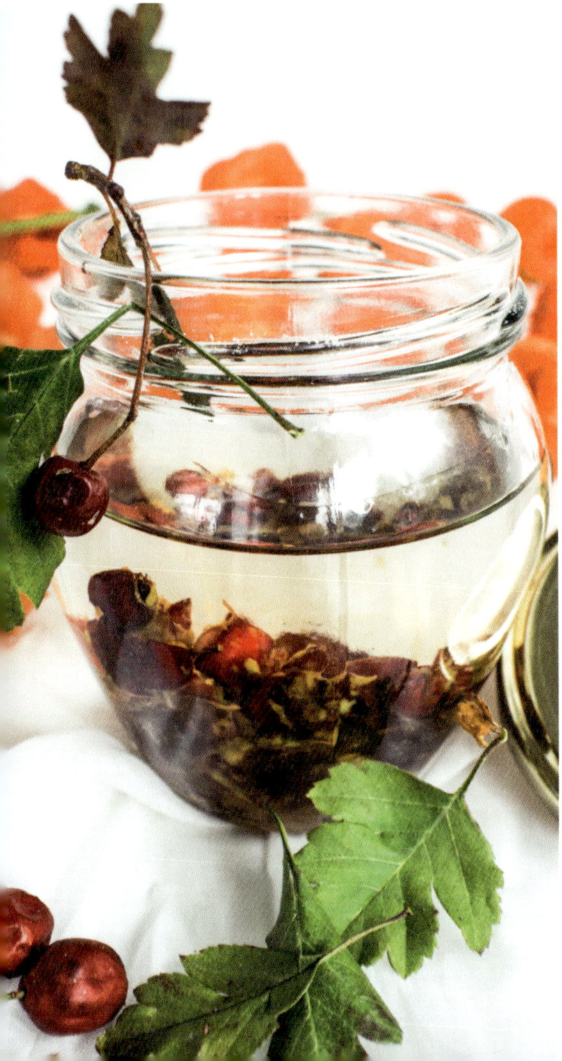

Die Weißdornbeeren werden angequetscht und kommen mit dem Kandiszucker in ein Glas. Danach wird alles bis zum Rand mit dem Gin aufgefüllt. Das Glas verschließen und gut durchschütteln. Jetzt darf der Gin vier Wochen lang an einem hellen Plätzchen, aber nicht direkt in der Sonne, ausziehen. Wenn du daran denkst, schüttel das Glas erneut. Nach gut einem Monat kann der fertige Gin abgeseiht und in ein schönes Fläschchen gefüllt werden.

Er ist ein alkoholisches Kräuter-Genussgetränk und damit für Herzensmomente besonders wertvoll. Gönn dir ab und an ein Gläschen und genieße es mit allen Sinnen.

Rezept

# Herbstpulver mit Weißdorn

Gewürzpulver sind eine alte Methode, um Kräuter, Beeren oder Samen in das alltägliche Leben einzubauen. Da die getrockneten Zutaten in diesem Herbstpulver nicht erhitzt werden, bleiben die Nährstoffe wie Vitamin C auch erhalten – und das tut auch deinem Wohlbefinden sehr gut.

Die Weißdornbeeren, Hagebutten ohne Kerne und Wacholderbeeren werden zuerst getrocknet. Ist noch zu viel Feuchtigkeit enthalten, wird beim Mixen alles eher zu einer Paste als zu einem Pulver.

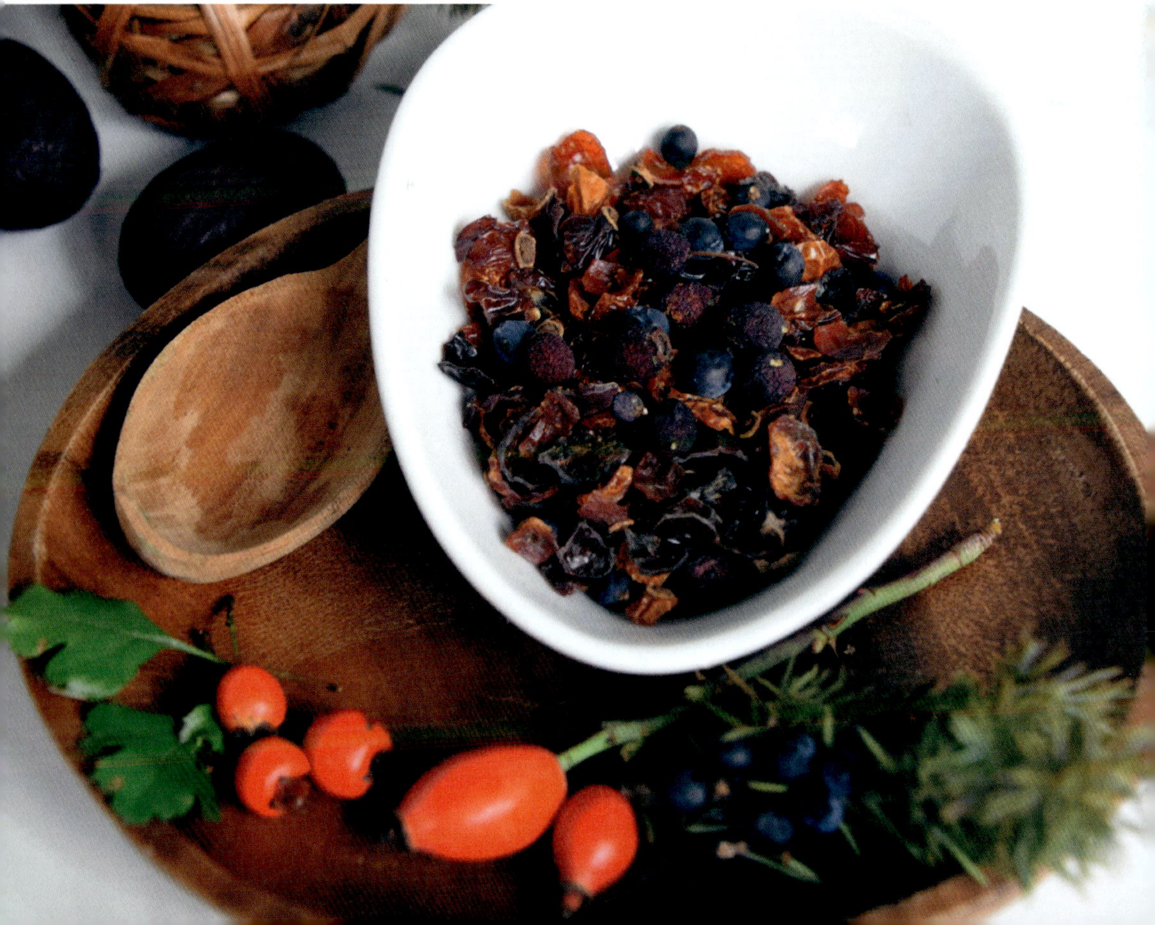

ZUTATEN

- 4 EL getrocknete Weißdornbeeren
- 2 EL Wacholderbeeren
- 4 EL getrocknete Hagebutten ohne Kerne

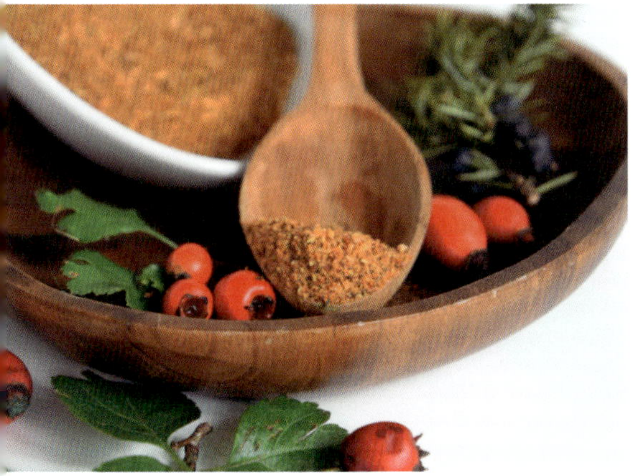

Die beste Methode ist, die Zutaten in einem Küchenmixer oder einer Kaffeemühle fein zu pulverisieren. Danach kann das Pulver messerspitzenweise verwendet oder als Finish über ein herzhaftes Essen gestreut werden.

## *Weißdorn wirkt als*

- Herzenspflanze
- Wutpflanze
- Stresspflanze

Gerade in Herzensangelegenheiten hilft dir der Weißdorn in seiner uralten Qualität als Herzenspflanze. Seine Einsatzmöglichkeiten sind vielfältig und reichen von Tee über Gewürzpulver bis hin zu Tinkturen und Likören.

# Gänseblümchen – der Wachkitzler für dein inneres Kind

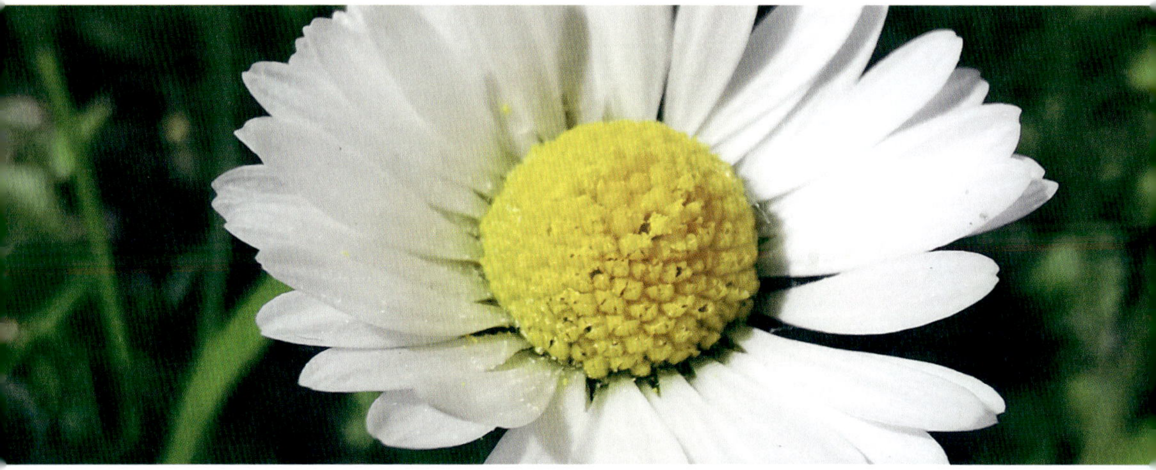

Wie sehr würdest du dir manchmal wünschen, wieder die Unbeschwertheit eines Kindes zu spüren? Einfach in den Tag hineinleben und jede Sekunde so genießen, wie sie ist. Das Leben durch die Augen eines Kindes sehen, Freude erleben, offenen Herzens durchs Leben gehen, ohne Angst vor dem zu haben, was einen erwarten könnte.

Das Leben prägt uns in vielerlei Hinsicht, und so manche Erfahrungen lassen uns mit Verletzungen zurück. Die Unbeschwertheit bleibt dabei oft auf der Strecke, und unser inneres Kind, der Teil in uns, der uns Leichtigkeit im Leben geben soll, verstummt immer mehr. Das Gänseblümchen nun, so unscheinbar es auch wirken mag, ist für dich da, um dir wieder Lebensfreude, Vitalität und auch Robustheit zu schenken. So klein die Pflanze auch sein mag, so groß ist ihre Wirkung. Sie wird oft unterschätzt und keines Blickes gewürdigt, weil sie »ja eh immer da ist«. Aber genau das macht sie zu einem besonderen Seelenfreund: Das Gänseblümchen ist treu für dich da, fast das ganze Jahr hindurch.

## DIE PFLANZE IN DER NATUR

Das Gänseblümchen zählt zu meinen absoluten Lieblingspflanzen. Ich nenne es auch gern die Einstiegspflanze in die Welt der Kräuter, denn wir alle erkennen dieses liebliche Blümchen, das uns beinahe das ganze Jahr über begleitet. In Regionen mit viel Schnee ist es sofort als erster Frühlingsbote da, wenn sich der Winter dem Ende zuneigt, und es begleitet uns auch bis in den späten Herbst hinein. Dieses wilde Kraut zählt bei all seiner Zartheit zu den robustesten, denn auch strenger Frost, der uns in den Frühlingstagen heimsuchen kann, macht ihm nichts aus. Es liebt den Gartenrasen genauso wie wilde Wiesen. Ob in der Stadt in Parks oder auf Felsvorsprüngen in gebirgigen Regionen, nimm einmal bewusst wahr, wo dir diese Heilpflanze überall begegnet.

Meistens kennen wir das Gänseblümchen als kleine, zierliche Pflanze. Das liegt daran, dass der Gartenrasen oft gemäht wird und es sich dabei der Länge des Rasens anpasst. Wenn du das Gänseblümchen aber einmal wachsen lässt, wirst du erstaunt sein, welche Größe es erreichen kann.

## DEIN GÄNSEBLÜMCHEN ZU HAUSE

Das Gänseblümchen gehört in einen Rasen. Dieser sollte auch ab und zu gemäht werden, denn werden die anderen Pflanzen und Gräser zu hoch, kann sich das Gänseblümchen nicht mehr durchsetzen. Es mag gern einen lehmigen Boden, der immer ein wenig feucht ist. Wenn du kein Gänseblümchen in deinem Garten hast, kannst du es ohne Probleme irgendwo mit dem Wurzelballen ausstechen und bei dir einsetzen. Dafür sollte dein Rasen in einem sonnigen oder halbschattigen Bereich liegen. Auf diese Weise kannst du das Gänseblümchen auch in den Topf holen, dort muss es aber regelmäßig gedüngt werden. Die Pflanze vermehrt sich durch Wurzelausläufer. Aber auch wenn du einen neuen Rasen anlegst, kannst du gemeinsam mit dem Rasensamen Gänseblümchensamen ausbringen. Die Samen sind Lichtkeimer, es sollte also keine Erde darübergestreut werden. Die meisten Wirkstoffe hat die Pflanze, wenn sie in der freien Natur wachsen darf.

## AUS DER GESCHICHTE DER PFLANZE

Tausendschön ist nur einer der Beinamen des Gänseblümchens, denn es schenkt uns Schönheit, Gesundheit und Vitalität. In der christlichen Überlieferung sagt man, diese liebliche Pflanze sei aus den Tränen von Mutter Maria entstanden. Was man außerdem überliefert hat, ist, dass das Gänseblümchen bereits im 17. Jahrhundert als Hydrolat, also als Pflanzenwasser, das bei der Destillation gewonnen wird, für die Wundheilung verwendet wurde. Auch in keiner Kindertee-Mischung durfte es fehlen, weil es gerade schwachen Kindern auf die Beine hilft.

Als Symbol für Fruchtbarkeit und Neubeginn war es bei den Germanen eine der Blumen der Göttin Freya. Du siehst schon, wie bemerkenswert die Geschichte dieser Pflanze ist. Einige Rituale mit dem Gänseblümchen haben sich sogar bis heute gehalten. Da es uns als eine der ersten Pflanzen im Frühling begrüßt, gehört es zu unterschiedlichen Frühlingsriten. Wenn du zum Beispiel in einer Wiese sieben Gänseblümchen stehen siehst und mit deinem Fuß auf alle gleichzeitig drauftreten könntest, ist der Frühling da. Du solltest außerdem die ersten drei Gänseblümchen, die du in der neuen Jahreszeit findest, essen. Sie haben eine besonders große Heilwirkung.

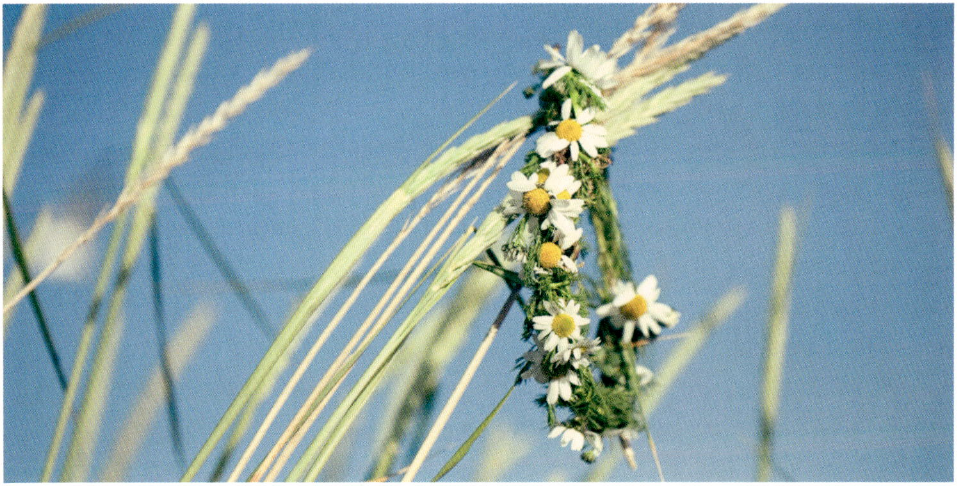

## DER EINSATZ DER PFLANZE

In der Volksheilkunde wurde das Gänseblümchen als wundheilende Pflanze eingesetzt. Das ist bis heute bekannt, deshalb wird es auch als »Arnika der Wiesen« bezeichnet. Das Gänseblümchen ist ein zarter Heiler für kleine Wunden. Die Wissenschaft ist noch nicht auf den Zug seiner vielen Fähigkeiten aufgesprungen. Das macht aber gar nichts, wir haben ja das übertragene Wissen, das uns auch zeigt, dass die Seifenstoffe (Saponine) im Blümchen bei verschleimtem Husten helfen. Im Frühling putzt es uns als reinigender Frühlingsbote so richtig durch und macht uns fit für das neue Jahr.

In ihrer Verwendung ist die Pflanze sehr vielseitig. Als Ölansatz, in Essig eingelegt oder auch als Tinktur kann sie uns in vielen Bereichen der Gesundheit und auch der Hautpflege unterstützen. Verwendet werden immer die Köpfchen der Pflanze. Sie sind dabei auch Lebensmittel. Frisch gegessen, im Salat oder Smoothie zeigen sie bereits ihre Wirkung, auch auf seelischer Ebene. Wenn körperliche oder seelische Probleme auftauchen, bei denen man sich wie zerschlagen fühlt, kommt das Gänseblümchen zum Einsatz und schenkt dir

- Willensstärke,
- Vitalität
- und neue Leichtigkeit.

## Das Gänseblümchen als dein Seelenfreund

Du kannst auf ihm herumtrampeln, mit dem Rasenmäher drüberfahren, es ausreißen … das Gänseblümchen ist das Stehaufmännchen der Pflanzenwelt. Das robuste Pflanzenwesen, das so zart zu sein scheint, kann den vielen Widrigkeiten des Lebens nur so trotzen.

Und genau das ist eine Fähigkeit, die du dir oder vielleicht auch deinem Kind zunutze machen kannst. Gerade wenn wieder mal auf deinen Gefühlen herumgetrampelt wird. Wenn du zu zart besaitet bist, dir alles gleich aufs Herz schlägt und du sprichwörtlich das Köpfchen hängen lässt. Genau dann kann dir das Gänseblümchen zeigen, wie du dich wieder aufrichtest und voller Mut und Stärke weitermachst. Als ausdauernde Pflanze, die auch dem strengsten Frost trotzt, schenkt es dir Robustheit in einer Welt, die oft sehr hart mit uns umgeht.

Vielleicht vermisst du deine Leichtigkeit, weil das Leben sie dir durch zu viele negative Erfahrungen genommen hat. Vielleicht hast du vergessen, wie es für dich war, als du als Kind noch unbeschwerte Freude erlebt hast. Es gibt viele Gründe, die uns taff, manchmal zu taff, werden lassen. Die Verbindung zu unserem inneren Kind geht dabei oft verloren. Das Gänseblümchen führt dich wieder zurück zu deiner Leichtigkeit und schenkt dir aus dieser Quelle neue Vitalität. Vieles lässt es dich mit Kinderaugen ganz neu sehen. Es hat einen Grund, warum dieses Blümchen so eine große Anziehung auf Kinder hat. Sie spielen mit ihm, flechten Kränze daraus, spielen »Er liebt mich, er liebt mich nicht«. All das zeigt uns bereits, welch ein sonniges Wesen diese Pflanze besitzt.

Auch nach Erlebnissen oder Erfahrungen, die dich körperlich oder seelisch zu zerschlagen drohen, unterstützt dich das Gänseblümchen und richtet dich wieder auf. Es ist eine willensstarke Pflanze, die große seelische Verletzungen wieder heil machen kann.

Das Gänseblümchen ist eine vielfältig einsetzbare Heilpflanze, gleichzeitig kannst du es auch als Lebensmittel aus der Natur ansehen. Ein Essigansatz ist eine einfache Methode, um die guten Inhaltsstoffe für eine reinigende Wirkung aus der Pflanze zu ziehen. Reinigend wirkt es neben dem Körper auch auf den Geist.

Rezept

## Gänseblümchen-Essig

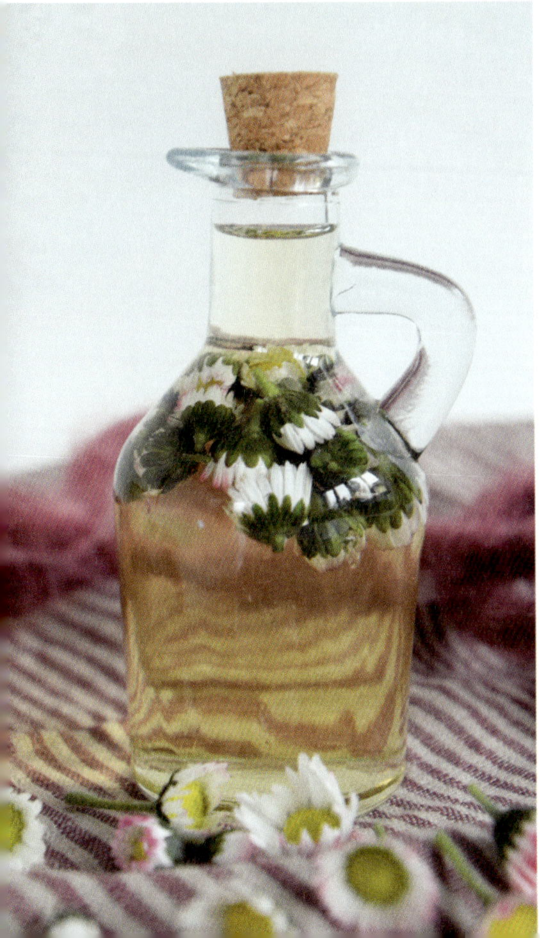

**ZUTATEN**

- frische Gänseblümchenköpfchen
- Weißweinessig

Fülle ein gut verschließbares Glas zu einem Drittel oder maximal bis zur Hälfte mit Gänseblümchenköpfchen. Dann gießt du bis zum Glasrand den Weißweinessig auf. Das Glas darf nun gut verschlossen für zwei bis vier Wochen sonnig stehen. Danach wird der fertige Kräuteressig abgeseiht. Verwenden kannst du den Gänseblümchen-Essig im Salatdressing, oder du machst dir ein Oxymel, einen Sauerhonig, daraus: Dabei wird der Essig mit Honig gemischt und du genießt täglich einen Löffel davon.

Rezept

# Fußbad mit Gänseblümchen

Ein warmes Fußbad lässt uns den Stress des Alltags vergessen und schenkt uns große Erholung. Mit frischen Gänseblümchen kannst du Körper und Geist auf diese Weise verloren gegangene Energie und Vitalität zurückgeben.

**ZUTATEN**

- 1 Liter Wasser
- 2 Handvoll frische Gänseblümchenköpfchen

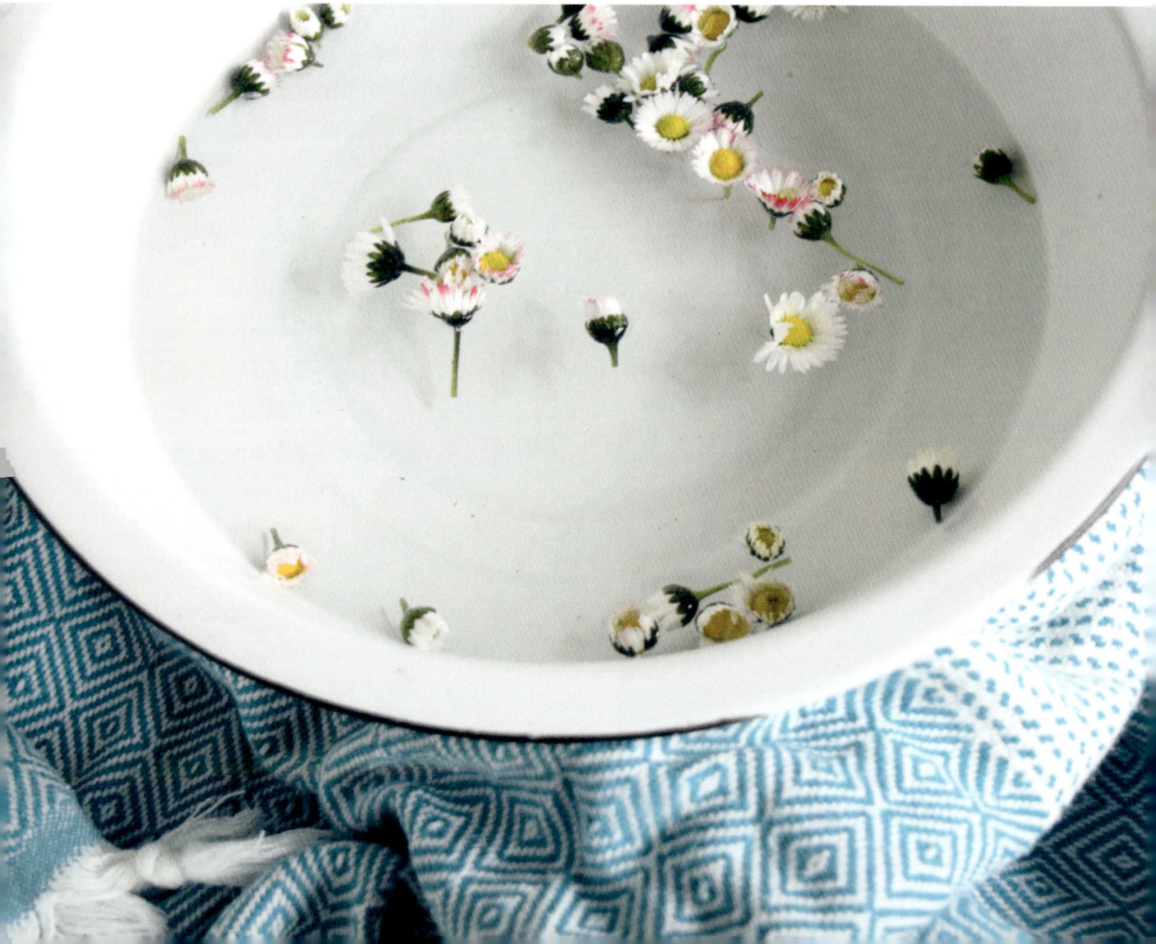

Übergieße die Gänseblümchen mit dem heißen Wasser und lass alles zehn Minuten ziehen. Bereite dir währenddessen ein Fußbad zu, das Wasser sollte 36 bis 38 Grad haben. Wenn der Liter Gänseblümchen-Tee fertig gezogen hat, sollte seine Temperatur ebenfalls 36 bis 38 Grad haben. Gieß nun den Tee zu deinem Fußbad hinzu, wirf noch ein paar frische Gänseblümchen in das Fußbad und genieße die wohlige Wärme, die sich von den Füßen über deinen ganzen Körper ausbreitet, für etwa fünfzehn Minuten. Danach Füße abtrocknen und rein in warme Socken.

## Das Gänseblümchen wirkt als

- Gelassenheitspflanze
- Kraftpflanze
- Mutpflanze
- Freudenpflanze

Sie baut dich auf und schenkt dir Mut und Kraft, in herausfordernden Situationen gibt sie dir mehr Gelassenheit und damit neue Freude. Probiere das Gänseblümchen in seiner Vielfältigkeit aus: einfach so gegessen, als Tee, in der Naturküche oder auch in einem Wohlfühlbad.

# Grüner Hafer – dein nervenstarker Begleiter

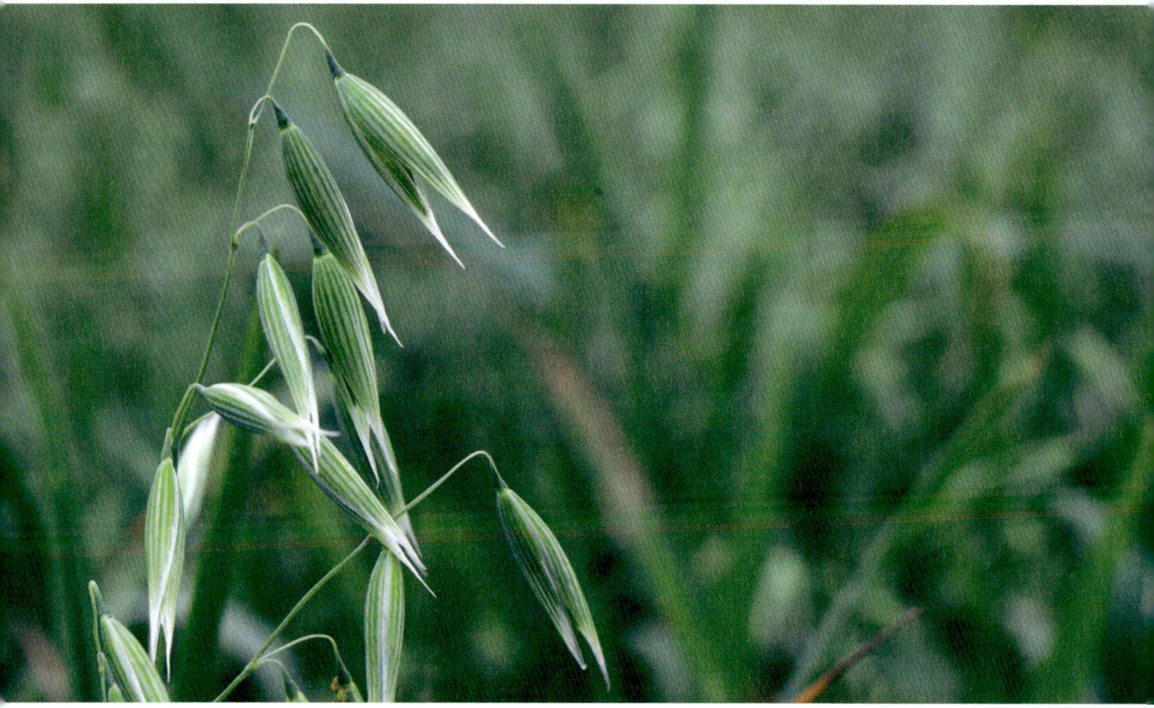

Es mag dir vielleicht ungewöhnlich vorkommen, dass ich dieses Kapitel einer Getreidesorte, einem Süßgrasgewächs widme. Aber genauso, wie es auch ein Baum wie die Linde schafft, uns Menschen zu beruhigen, ist der Hafer eine alte Heilpflanze und viel mehr als nur eine Frühstückszutat. Ich spreche hier aber nicht über Haferflocken, die dürfen ruhig weiterhin zu Porridge verarbeitet werden. Was ich dir näherbringen möchte, ist der grüne oberirdische Teil der Pflanze: das Haferkraut. Denn wenn dich die Erschöpfung auf unterschiedlichen Ebenen gepackt hat, dann ist vielleicht genau diese Heilpflanze deine heilsame Neuentdeckung.

## DIE PFLANZE IN DER NATUR

An Feldern, auf denen Hafer wächst, bist du bestimmt schon einmal vorbeigelaufen. Dieses Getreidekorn wird meist im großen Stil angebaut, denn die Nachfrage nach Haferflocken ist groß. Worum es uns hier geht, betrifft die gleiche Pflanze. Neben den gesunden Körnern produziert sie aber natürlich auch ihr Grün – und das wird von alters her für Heilzwecke verwendet.

## DEIN GRÜNER HAFER ZU HAUSE

Du kannst den Hafer auch zu Hause ziehen – und zwar wegen der jungen grünen Teile. Um das Haferkraut zu ziehen, reicht auch ein kleiner Topf oder eine flache Schale mit Erde, auf der du die Haferkörner aussäst. Streue sie auf die Erde und bedecke sie nicht, sondern lass sie einfach obenauf liegen. Dann heißt es warten und jeden Tag die Erde feucht halten. Nach zwei bis drei Tagen sprießen die Körner bereits und nach gut einer Woche ist deine Schale voller Hafergräser. Jetzt kannst du die jungen Pflanzenteile ernten und zum Beispiel zu den beiden Rezepten in diesem Kapitel weiterverarbeiten.

Du kannst aber natürlich auch im Fachhandel Haferkraut als Tee kaufen. Je nachdem, wie stark dein Hobbygärtnertrieb ausgebildet ist. Vielleicht kennst du auch jemanden, der Hafer ansetzt, oder du fragst einen Bauern, ob du ein paar grüne Pflanzenteile ernten darfst. Natürlich sollte hier mit einem Bio-Bauern gesprochen werden. Aber glaub mir: Ein bisschen was selbst anzubauen macht richtig Spaß und führt fast immer zu einem Erfolgserlebnis.

## AUS DER GESCHICHTE DER PFLANZE

Hafer war immer ein Nahrungsmittel, das durch alle Schichten hindurch gegessen wurde. Ob reich ob arm, in früheren Zeiten hat man ganz stark auf dieses nahrhafte Getreide gesetzt, weil es körperlich stärkend und heilsam ist. Auch die nervenstärkende Wirkung war in der Volksmedizin ein guter Grund, zum Hafer zu greifen. Hildegard von Bingen hat schon erwähnt, dass Hafer die Nervenkraft stärkt und außerdem für eine heitere Stimmung sorgt. Die schlaffördernde Wirkung war ebenfalls ein Grund, warum früher gern ein Haferkraut-Auszug eingenommen wurde. Hafer hatte im Grunde immer ein gutes Image. Das hat er auch heute noch, aber sein Einsatzbereich beschränkt sich dieser Tag nur mehr auf seine nährende Wirkung. Das ist sehr schade, denn ob wir jung sind oder alt, unsere mentale Stärke kann durch den Hafer enorm an Kraft gewinnen.

## DER EINSATZ DER PFLANZE

Dass die Volksmedizin den Hafer zu Recht bei geistigen, seelischen und körperlichen Erschöpfungszuständen verwendet, zeigen auch Tests der Neuzeit. Haferextrakte, die meist mit Alkohol ausgezogen werden, sind nachweislich ein Mittel aus der Natur, das uns resistenter gegen Stress macht. Unser Körper hat mit dieser Unterstützung mehr Energie zur Verfügung, um fordernde Zeiten besser zu überstehen. Aber auch unser Denkvermögen, das Lernen, unser Gedächtnis, also die kognitiven Fähigkeiten, profitieren enorm vom grünen Hafer.

Natürlich ist der Hafer durch seine hohe Menge an Kieselsäure, Kalium und Kalzium sowie die sekundären Pflanzenstoffe stärkend und heilsam für unseren Körper. Mit dem seelischen Aspekt, der dazukommt, wird der Hafer von der grünen Pflanze bis zum Korn tatsächlich zum Allrounder. Hafer gibt uns mehr Standfestigkeit im Leben und wir können Herausforderungen – ob in der Schule, im Beruf oder im Alltag – besser meistern.

# Der grüne Hafer als dein Seelenfreund

Standhaftigkeit und Stabilität im Leben. Einen genauen Plan haben, wenn es durch stressige Phasen geht, die dich leicht aus der Bahn werfen könnten. Wünschst du dir das für deinen Beruf, dein Studium oder die Schule? Anders als andere Getreidearten baumeln die Körner des Hafers luftig herum, bevor sie geerntet werden. Sie zeigen damit eine große Leichtigkeit, die aber dennoch auf Standhaftigkeit beruht. Der Hafer, so locker flockig er durch die Körner auch wirkt, steht fest im Boden, besitzt Stabilität. Vielleicht ist es in einer Phase deines Lebens gerade enorm viel, was du stemmen musst. Du meinst, es kaum schaffen zu können. Doch genau dann wird dich der grüne Hafer optimal unterstützen.

Mehr noch, stressige Phasen fordern unsere geistigen Fähigkeiten besonders heraus. Doch gestresst funktioniert alles nur halb so gut. Höchste Zeit für den grünen Hafer. Lass ihn – als Tee oder Extrakt – in fordernden Zeiten zu deinem Lernpartner oder Kollegen werden. Probier es aus. Den Halt, den er dir gibt, wirst du bestimmt sehr bald zu schätzen wissen.

Magst du es einfach? Dann wirst du diesen Tee lieben. Oder du stellst dir mit etwas mehr Aufwand einen Haferextrakt her.

Rezept

## Hafertee

**ZUTATEN**

- 1 TL getrockneter oder 2 TL frischer grüner Hafer
- 250 ml Wasser

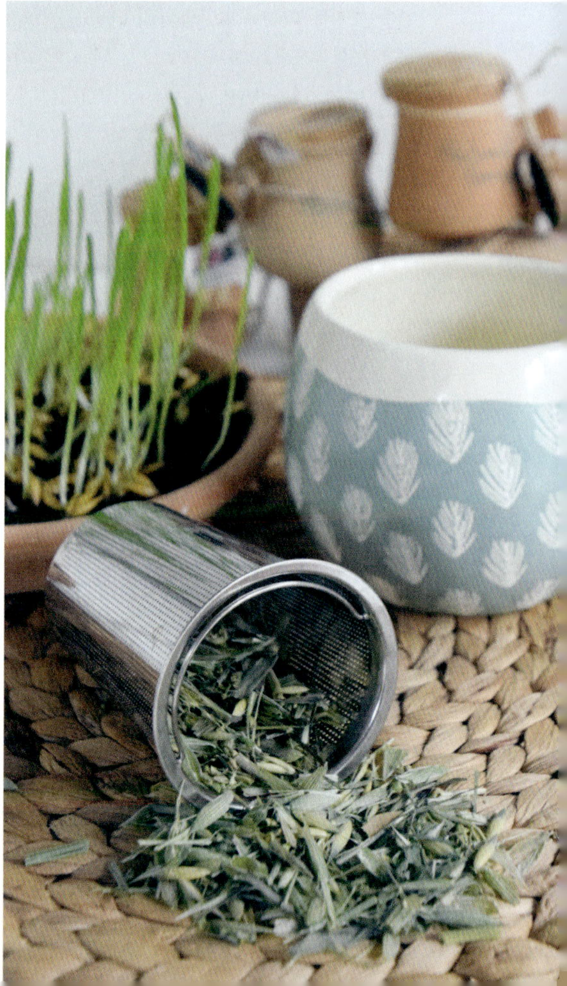

Das Wasser zum Kochen bringen, den Hafer damit überbrühen und zwanzig Minuten köcheln lassen. Wenn du weißt, dass du eine stressige Phase vor dir hast, dann trinke zwei bis vier Tassen täglich davon und beginne am besten schon drei Tage vorher damit. Doch auch wenn du bereits mittendrin bist – nutze die Haferkraft der Natur.

Rezept

# Haferextrakt

Die zahlreichen Inhaltsstoffe des grünen Hafers lassen sich wunderbar in Alkohol extrahieren.

**ZUTATEN**

- Korn oder Wodka mit 40 Prozent Alkoholanteil
- frischer oder getrockneter grüner Hafer

Fülle ein gut verschließbares Glas oder eine Flasche bis zur Hälfte mit frischem grünem Hafer oder zu einem Drittel mit getrocknetem grünem Hafer. Dann gießt du den Alkohol auf und füllst das Gefäß bis zum Rand. Nun darf alles zwei Wochen ausziehen. Danach wird abgeseiht und der Extrakt in einer dunklen Flasche oder an einem dunklen Ort aufbewahrt.

Immer wenn du weißt, dass du vor einer stressigen Situation stehst, die dich auch geistig sehr fordern wird, nimm am Vortag abends zehn bis fünfzehn Tropfen ein und wiederhole das am nächsten Morgen.

## Grüner Hafer wirkt als

- Gedächtnispflanze
- Mutpflanze
- Stresspflanze

Tee, Extrakt oder auch Kekse mit dem Hafer helfen dir, in stressigen Situationen einen kühlen Kopf zu bewahren.

# Salbei – dein grünes Kraftpaket

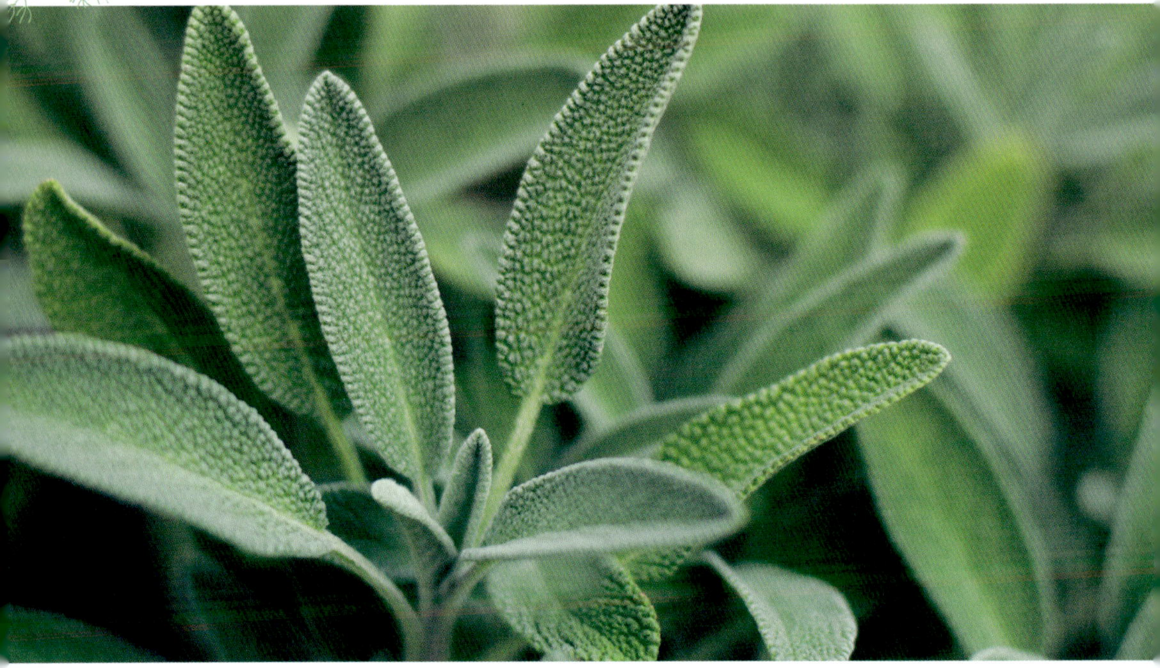

Muss man dieses mediterrane Kraut, das schon längst auch unsere hiesigen Gärten und Kräutertöpfe erobert hat, überhaupt vorstellen? Als Küchenkraut ist es uns genauso bekannt wie Basilikum oder Rosmarin – und sogar als Heilpflanze kennen den Salbei viele. Sie haben mit ihm bei Zahnfleischbluten vielleicht schon gegurgelt oder bei einem entzündeten Hals einen lindernden Tee getrunken. Auch werden viele Frauen, die in den Wechseljahren mit großer Hitze zu kämpfen haben, schon von ihm als Mittel gehört haben.

Wer aber hat gewusst, dass Salbei unsere Gedächtnisleistung steigern kann und vor allem all jenen Menschen unter die Arme greift, die sich vor Konfrontationen scheuen? Das und einiges mehr gehört zum Heilspektrum unseres Seelenfreundes Salbei.

## DIE PFLANZE IN DER NATUR

Der Salbei zählt zu den Lippenblütlern. Eigentlich ist er ein Weltenbummler. Es gibt mehrere hundert Arten über den ganzen Globus verteilt. Bei uns findest du zum Beispiel den Wiesensalbei mit seinen dunkelblauen Blüten. Ich spreche hier aber vom Echten Salbei, den viele auch Küchensalbei nennen. Beheimatet ist er im Mittelmeerraum – dort, wo die Sonne stark vom Himmel scheint und seine ätherischen Öle wunderbar zur Entfaltung kommen. Aber wie du ja bestimmt schon bemerkt hast: Auch bei uns hat sich das Klima geändert. Es wird heißer, und damit fühlt sich der Mittelmeerbewohner auch bei uns bereits sehr wohl.

## DEIN SALBEI ZU HAUSE

Der Salbei ist eine immergrüne Pflanze, die anzusehen auch im Winter eine Freude ist. Sie wird allerdings in kühleren Klimazonen nur selten blühen. Damit sie den Winter auch ohne besondere Maßnahmen übersteht, sollte der Boden durchlässig sein. Ideal ist ein trockener Standort, wo es auch im Winter etwas kältegeschützt ist. Der Salbei wächst schön buschig, wenn er im Frühling und Frühherbst ein wenig gestutzt wird. Wenn die Pflanze schon ausgewachsen ist, verträgt sie auch einen kräftigen Rückschnitt, der sollte aber nie im Herbst stattfinden. Nach spätestens fünf Jahren wird der Salbei meist holzig, dann sind nur noch wenige Blätter am Strauch zu finden. Dieses Heilkraut mag es auch sehr gern, im Topf zu wachsen. Dabei solltest du immer im Hinterkopf behalten, dass es dieses Kraut nicht zu feucht mag. Weniger Gießen ist hier mehr.

## AUS DER GESCHICHTE DER PFLANZE

Angefangen von der Antike über das Mittelalter bis in unsere heutige Zeit – der Salbei ist als starke Heilpflanze immer geschätzt worden und niemals in Vergessenheit geraten. Als »Heil aller Welt« wurde er für gesundheitliche Zwecke verwendet, aber auch das eine oder andere magische Ritual wurde mit ihm durchgeführt. Sein lateinischer Name *Salvia* leitet sich von den Worten für »gesund sein« und »heilen«, »retten« ab. Das allein zeigt bereits, dass wir es hier mit einer der großen alten Heilpflanzen zu tun haben. Es wird dich daher wohl kaum überraschen, dass der Salbei neben seiner heilenden Wirkung auf unseren Körper auch in allerbester Weise unsere Seele stärkt.

## DER EINSATZ DER PFLANZE

Die zahlreichen Wirkungen des Salbeis sind vielen von uns bekannt, zahllose Menschen haben bereits seine gesundheitliche Wirkung am eigenen Leib erlebt. Gerade Frauen in der Menopause profitieren wie erwähnt von seiner großen Fähigkeit, starkes Schwitzen einzudämmen. Die Gerbstoffe im Salbei haben hier eine zusammenziehende und geruchshemmende Wirkung. Die Gerbstoffe sind auch der Grund, warum Blutungen im Mund mit dem Salbei gestoppt werden können. Das Heilkraut wird gern als bestes Probiotikum der Mundhöhle bezeichnet. Seine antibakterielle und antivirale Wirkung macht den Salbei auch in der Erkältungszeit zu einem wahren Freund.

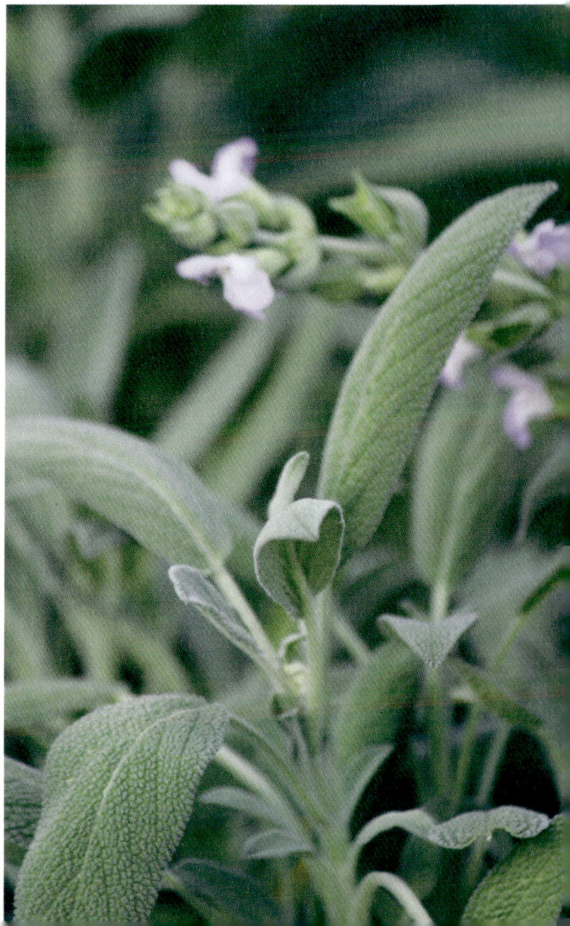

Neue Forschungen haben noch eine weitere spannende Fähigkeit ans Tageslicht geführt: Salbei kann die Denkleistung fördern. Die Aufmerksamkeit wird gesteigert, aber auch die Stimmung hebt sich. Davon können vor allem all jene profitieren, die viel in sich hineinfressen.

# Der Salbei als dein Seelenfreund

Zählst du zu den Menschen, die lieber nichts sagen? Die Diskussionen aus dem Weg gehen und sich denken: »Wenn ich was sage, bringt es eh nichts«? Hinunterschlucken ist auf Dauer aber nicht gut. Es wirkt sich negativ auf das Wohlbefinden aus und kann am Ende sogar zu Magenproblemen führen. Ist es vielleicht eine Angst, die dich hemmt, dich klar zu äußern? Wenn du dich hier wiedererkennst, nutze den Salbei – er ist stark, so wie sein intensiver Duft. Er steht dir zur Seite und richtet dich auf, um einen neuen Weg einzuschlagen. Du musst dich nicht gleich in die nächste große Diskussion werfen, aber du wirst mit der Kraft des Salbeis an deiner Seite merken, dass du es versuchen willst, deine Meinung kundzutun.

Einen neuen Weg einschlagen müssen wir alle nicht nur einmal im Leben. Veränderung, Weiterentwicklung – sie sind immer wieder nötig. Auch in unserem Frausein verändern wir uns ständig, und auch hier ist es der Salbei, der bei Neuorientierungen und Wandlungen ein guter Wegbegleiter sein kann. Oder fehlt es dir hier und da an Aufmerksamkeit oder leidet deine Gedächtnisleistung? Dann kannst du ebenfalls mit dem großen mediterranen Kraut für einen natürlichen Kick sorgen. Nicht zuletzt: Früher wie heute wird mit dem Salbei geräuchert. Schlechte Energien scheuen sich vor der Heilpflanze, und so reinigt ihr Rauch die Luft im Nu.

Das Räuchern mit Kräutern und Harzen ist eine sehr meditative und wohltuende Angelegenheit. Beim Johanniskraut habe ich dir ja schon das Räuchern mit dem Stövchen nähergebracht. Jetzt möchte ich dir mit dem Salbei zeigen, wie eine reinigende Räucherung auf einer glühenden Kohle funktioniert.

Rezept

## Räuchern mit dem Salbei

Der Salbei war immer schon eine beliebte Räucherpflanze. Vor allem der Weiße Salbei, der zu kleinen Büscheln gebunden wird, findet bei vielen Räucherritualen Verwendung. Aber auch der Echte Salbei entfaltet hierbei eine starke Wirkung. Zum einen kann er die Raumatmosphäre reinigen, zum anderen hilft er dabei, sich abzugrenzen. Er klärt als Räucherung den Geist und fördert die Konzentration. Wenn du beruflich oder privat rasch für eine leichtere Stimmung sorgen möchtest, reicht es, schnell ein paar getrocknete Salbeiblätter zu verräuchern. Der Räucher-Quickie sozusagen. Versuch auch mal, vor einer Meditation mit dem Salbei zu räuchern. Du wirst den Unterschied sofort bemerken.

Du kannst die Blätter des Salbeis einzeln oder als Büschel verräuchern – einfach anzünden, auspusten und schon steigt der Rauch auf. Oder du gehst noch einen Schritt weiter und verräucherst ihn mit einer Räucherpfanne. Wichtig hierbei ist, dass du zunächst Räuchersand verteilen und dann die Räucherkohle darauf platzieren solltest. Sie wird angezündet und du wartest, bis sie durchgeglüht ist. Wenn du einen Holzofen oder Kamin besitzt, dann kannst du die Glut davon verwenden. Auf die glühende Kohle kommt nun zusätzlich etwas Harz, andernfalls würde das trockene Kraut zu schnell verbrennen und du willst ja ein stetiges Räuchern. Wenn die Kohle glüht, kommt also zunächst ein Harz wie zum Beispiel Fichte oder Weihrauch darauf und dann erst die getrockneten zerkleinerten Blätter des Salbeis.

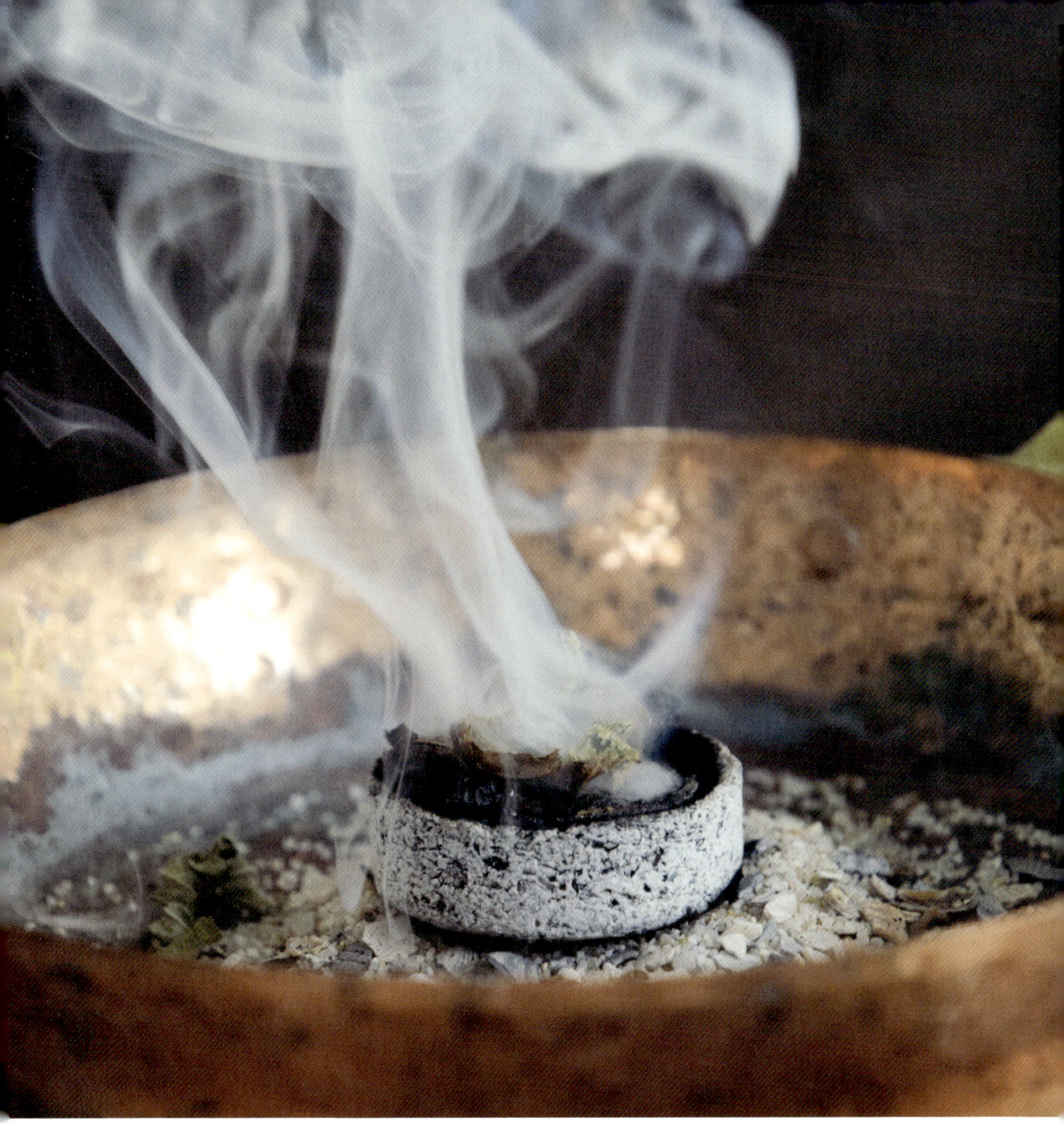

Ich räuchere gern mit dem Harz der Fichte, das ich in den Wäldern selbst sammle. Es reinigt und klärt ebenfalls die Atmosphäre und damit auch die Gedanken. Wie der Salbei kann das Fichtenharz zudem die Konzentration steigern. Ein perfektes Duo für geistig anstrengende Tage.

Rezept

# Salbei-Zuckerl

Zuckerl, wie wir in Österreich sagen, oder Bonbons sind auf jeden Fall eine schmackhafte wohltuende Möglichkeit, den Salbei zu verarbeiten. Das Heilkraut findet hier getrocknet und pulverisiert seinen Weg in den Zucker und dann in unseren Körper.

**ZUTATEN**

- 250 g Kandiszucker
- 1 Handvoll getrocknete Salbeiblätter

Die getrockneten Blätter werden in einem Mörser fein pulverisiert. Wenn noch größere Stücke drinnen sind, einmal durch ein feines Sieb geben. In einem kleinen Topf wird nun der Kandiszucker langsam erwärmt, bis er flüssig ist. Vorsicht vor dem heißen Zucker!

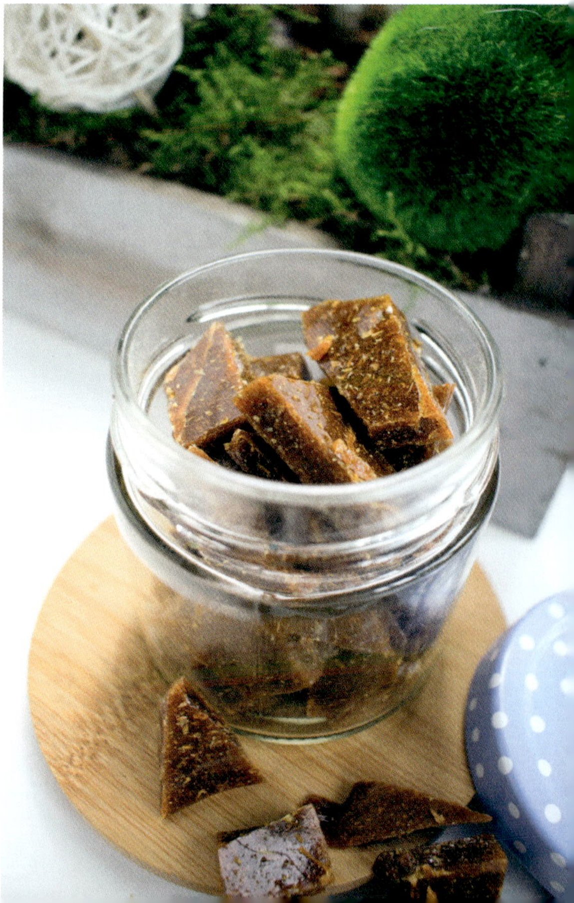

Sobald alles geschmolzen ist, kommt der Topf vom Herd und du lässt die Masse ein wenig auskühlen. Erst wenn sie anfängt, sich langsam wieder zu verfestigen, wenn du also mit dem Löffel durchgehen kannst, ohne dass die Masse sofort wieder zusammenfließt, dann kommt das Kräuterpulver hinzu und alles wird gut durchgemischt.

Die Masse wird anschließend auf ein Backblech mit Backpapier gestrichen. Es dauert etwa zwei Stunden, bis die Bonbonmasse richtig fest ist. Dann kann sie in mundgerechte Stücke gebrochen werden.

## Salbei wirkt als

- Schutzpflanze
- Gedächtnispflanze
- Kraftpflanze
- Mutpflanze

Er baut dich in so vielen Bereichen wieder auf und schenkt dir Mut und neue Kraft. Wenn du dich irgendwo abgrenzen willst, um deine Energie nicht zu verschwenden, kann er ebenfalls wertvoll sein. Salbei kann als Tee oder auch wunderbar in der Ernährung genutzt werden. Allein schon sein Duft unterstützt dich.

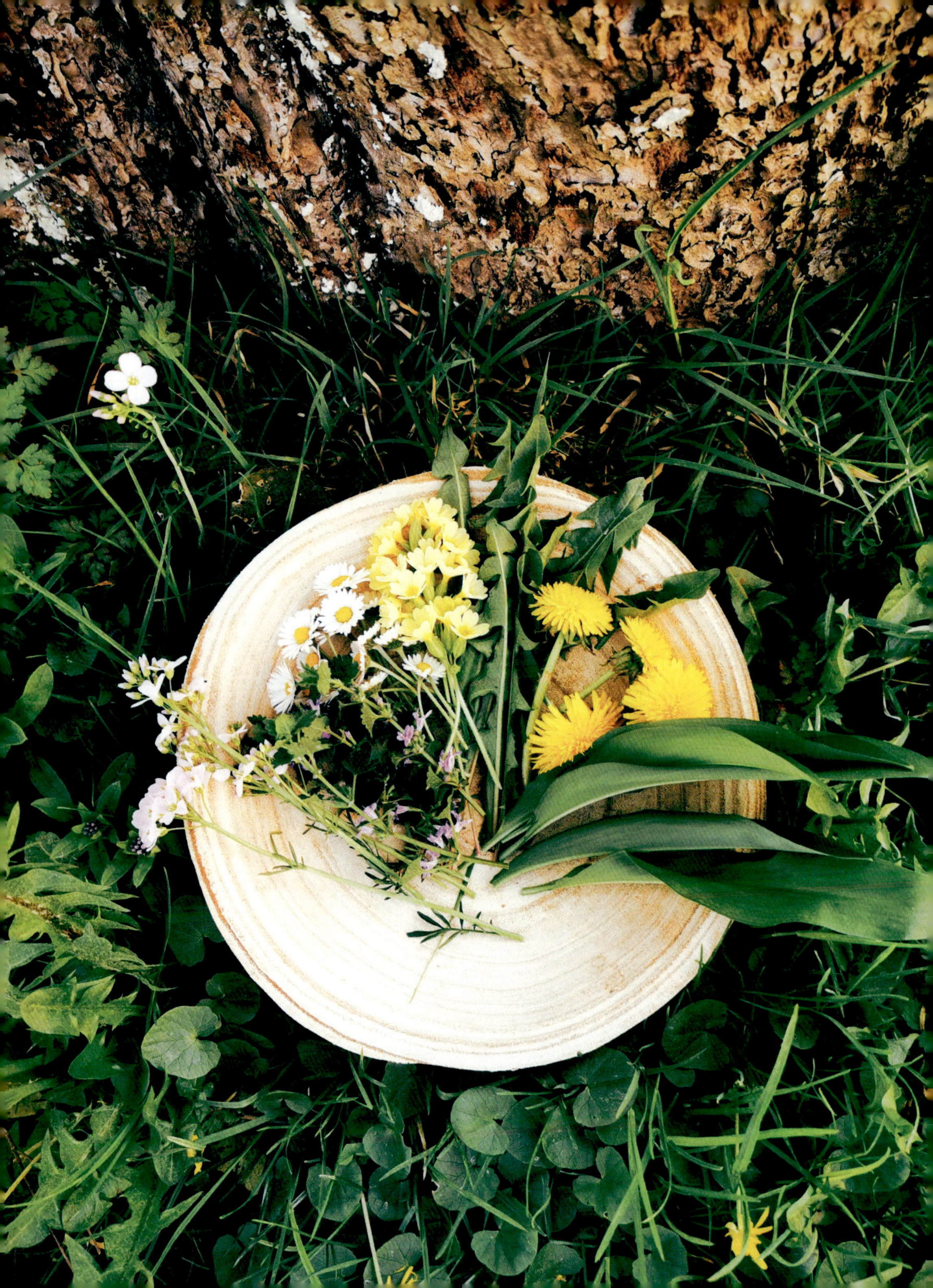

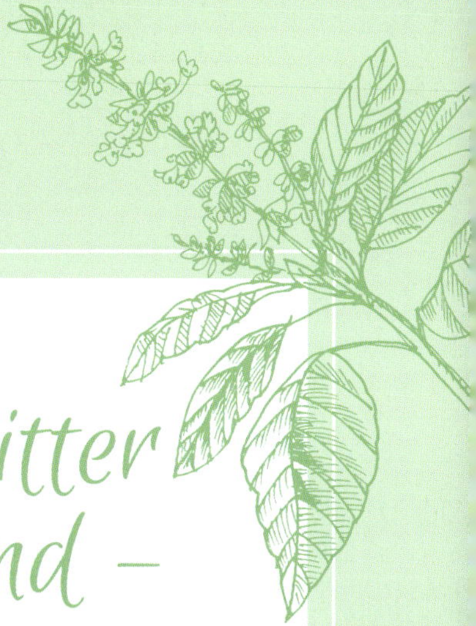

# Schmackhaft, bitter und überraschend – weitere Wohlfühlkräuter

Neben den zwölf Kräutern, die ich dir auf den letzten Seiten näher vorgestellt habe, gibt es noch viele weitere Heilpflanzen, die dich und dein seelisches Wohlbefinden, deine geistige Stärke und Ausgeglichenheit unterstützen können. Ein paar davon möchte ich dir in diesem Kapitel noch kurz näherbringen. Ob Küchenkräuter wie den Dill, Bitterkräuter wie den Löwenzahn oder wahrhaft magische Pflanzen wie Rosenwurz oder Hanf.

# Küchenkräuter – Wohlbefinden geht durch den Magen

Küchenkräuter hast du vielleicht schon in dein alltägliches Leben integriert. Aber weißt du auch um ihre seelischen Qualitäten? Wenn du dich dafür öffnest, wirst du die Pflanzen noch einmal mit ganz anderen Augen sehen.

Sie werden als klassische Küchenkräuter bezeichnet, ein paar wie den Rosmarin oder den Salbei habe ich dir bereits näher vorgestellt. Aber es gibt noch weitere schmackhafte Heilpflanzen, bei denen sich der Genuss auch seelisch lohnt. Wenn du in Form von Kräutern immer wieder eine Prise Glück in deine Ernährung einstreust, verbesserst du ganz aktiv dein Wohlbefinden. Klingt doch sehr einfach, oder?

Ich möchte dir für deine Kräuterküche und den Umgang mit dem wertvollen Grün noch einen Tipp mitgeben: Wenn du auf die heilende Wirkung der Kräuter setzen möchtest, ist es immer ratsam, sie erst kurz vor dem Servieren frisch auf das Gericht zu streuen. Bei zu langem Kochen und großer Hitze gehen die meisten Inhaltsstoffe nämlich verloren. Natürlich, wenn es rein um den Geschmack eines Krautes in einem Gericht geht, dann sollst du dich am Rezept orientieren. Willst du aber eine gesundheitliche Wirkung für Körper und Geist erzielen, dann schone die Kräuter und gib sie erst kurz vor dem Essen auf die Speisen.

## DILL – WIE EINE GUTE-NACHT-GESCHICHTE

Gurkensalat mit Dill zu einem Fisch. Hach, ich liebe dieses Küchenkraut. Aber Dill ist zugleich auch eine alte Heilpflanze, die durch das ätherische Öl in ihren Samen zum Beispiel als traditionelles Einschlafmittel für Kinder gilt. Das war auch für mich am Anfang überraschend, aber der altnorwegische Name *dilla* bedeutet tatsächlich so viel wie »einlullen«. Hier ist wieder mal der Name

Programm. Kinder reagieren ganz wunderbar auf die Samen des Dills, wenn diese zum Beispiel in eine Gute-Nacht-Milch mit Honig gegeben werden. Auch ein Fußbad mit Dillzusatz gilt für Groß und Klein als Einschlafhilfe. Außerdem kannst du beim Dill auch auf folgende Fähigkeiten vertrauen:

- Er beruhigt strapazierte und entspannt überanstrengte Nerven,
- hilft, Stresssituationen zu meistern,
- und bekämpft Unruhe.

Rezept

## Beruhigender Dilltee

Versuch doch mal einen Dilltee. Ein neues Geschmackserlebnis, an das man sich natürlich erst gewöhnen muss, aber es wirkt. Dafür wird ein Teelöffel Dillsamen kurz mit dem Mörser angestoßen, damit die ätherischen Öle austreten können. Dann mit 250 Milliliter heißem Wasser übergießen und einen Deckel auf die Tasse geben, damit die ätherischen Öle nicht verschwinden. Zehn Minuten ziehen lassen und pro Tag zwei bis drei Tassen trinken.

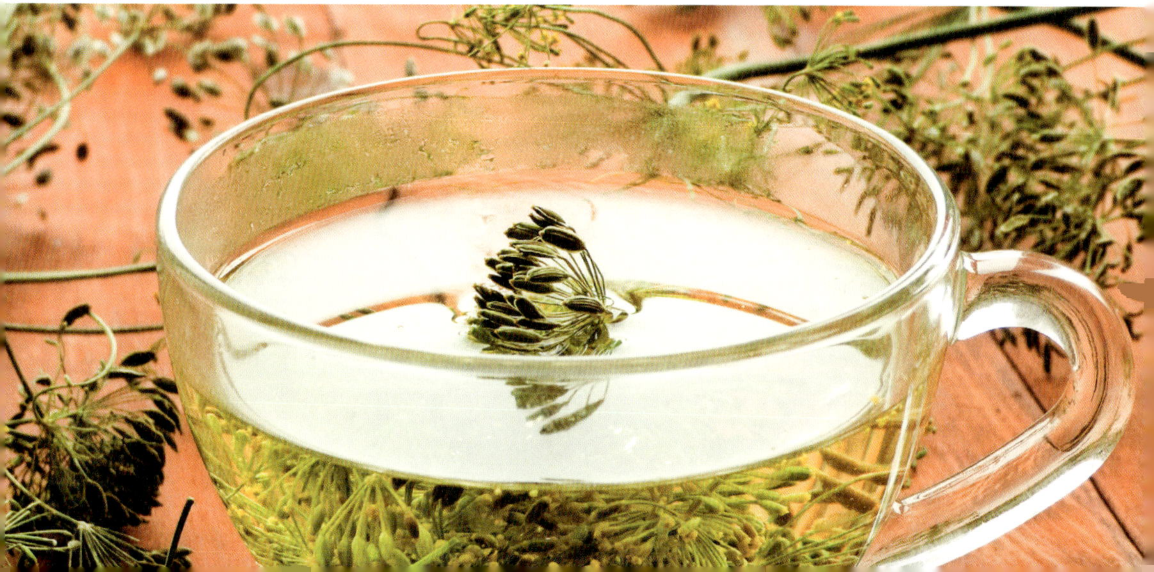

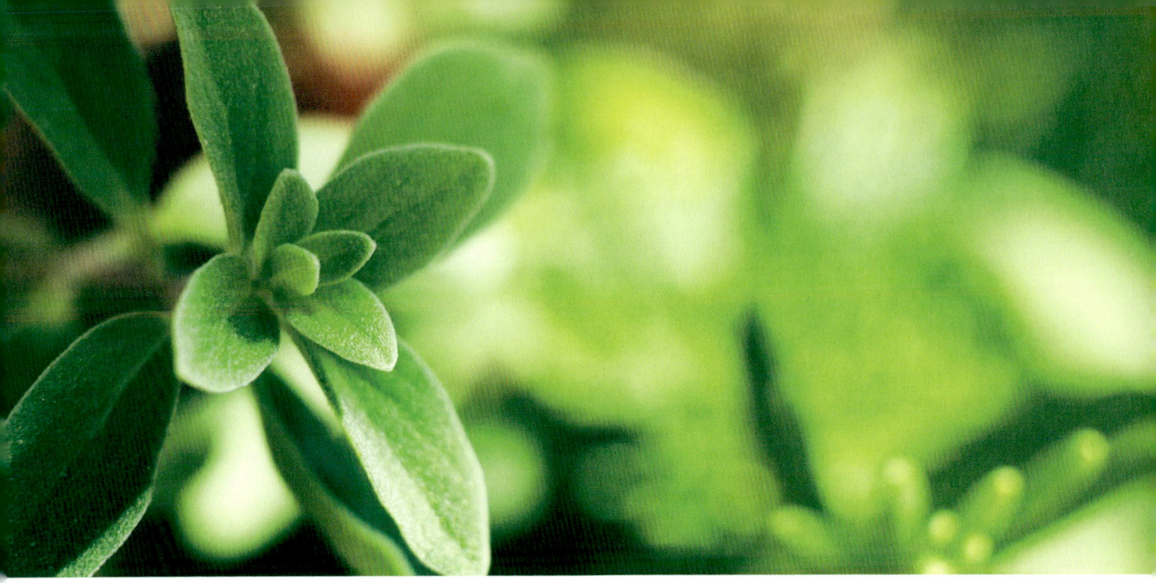

## MAJORAN – DIE PRISE GLÜCK IM ESSEN

»Majoran ist die Prise Glück im Essen.« Seit ich diesen Satz kenne, sehe ich das duftende Küchenkraut mit ganz anderen Augen. In viele meiner Gerichte schafft es deshalb diese aromatische Gewürzpflanze als Finish. Majoran gilt als sanfter Entspanner, wenn dich ein Tag in der Arbeit, der Uni oder auch in der Freizeit so richtig mitgenommen hat. Wenn du dir dann etwas Feines kochst und hier auf den Majoran setzt, wirst du erstens ein besonderes Geschmackserlebnis haben und zweitens merken, wie dein Körper in einen entspannten Modus schaltet. Das gilt ebenso, wenn du geistige Höchstleistungen erbracht hast. Majoran sorgt wieder für einen klaren Geist. Aber das Kraut, das du auch in der kleinsten Wohnung in einem Kräutertopf immer zu Stelle haben kannst, wirkt dazu noch

- stimmungsaufhellend,
- beruhigend
- und es entspannt die glatte Muskulatur.

Als »glatt« bezeichnet man jene Muskulatur, die reflexartig arbeitet, wie zum Beispiel für Kreislauf, Atmung, Sexualfunktionen, Stoffwechsel und Verdauung.

## BASILIKUM – FÜR MEHR DOLCE VITA

Wer das italienische Essen liebt, der liebt Basilikum. Ich würde sogar in dem Kraut baden, so sehr mag ich seinen einzigartigen Duft. Schon wenn ich daran denke, muss ich lächeln. Du siehst, dass oft schon der Gedanke an gute Düfte unsere Stimmung heben kann. Das Basilikum sollte daher einen fixen Platz in deiner Küche haben und nicht nur im Sommer, wenn wieder Mozzarella mit Basilikum auf dem Speiseplan steht.

Wenn du unter großer Erschöpfung oder Schwere leidest, die du vielleicht auch in deinen Beinen merkst, dann hol dir die saftig grünen Basilikumblätter zur Seite. Riech an ihnen und sauge den Duft tief in dein Innerstes. Genieße Köstlichkeiten mit dem Kraut oder versuch mal einen Basilikumtee. Die Pflanze kann noch mehr:

- Sie steigert die Konzentrationsfähigkeit
- und wirkt beruhigend auf die Nerven.

Rezept

### Basilikum-Tee für mehr Konzentration

Wenn du konzentriert arbeiten musst, wirst du wenig Zeit haben, dir ein Gericht mit Basilikum zuzubereiten. Da kommt ein Tee wie gerufen. Dafür zwei Teelöffel frische Basilikumblätter zerkleinern und mit 250 Milliliter heißem Wasser übergießen. Deckel drauf – und nach zehn Minuten kannst du den Tee trinken. In besonders stressigen Phasen ruhig zwei bis drei Tassen.

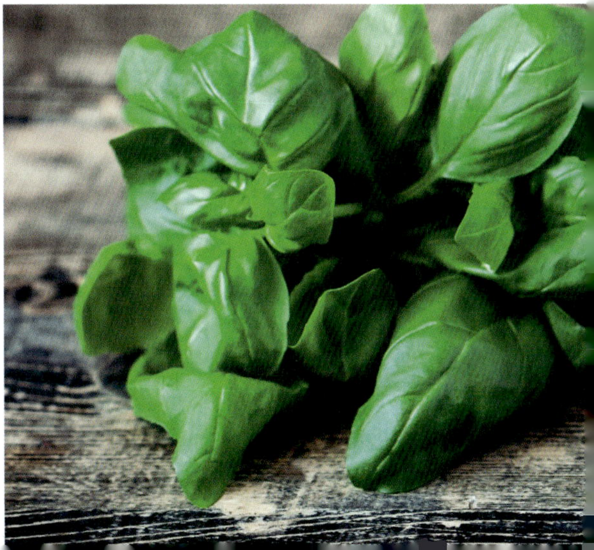

# Bitter belebt

Das war's noch nicht mit meinen Tipps für die Ernährung, denn es gibt noch etwas, was mir am Herzen liegt: die Wichtigkeit von Bitterstoffen in deinem Leben. »Bitter macht lustig.« Vielleicht ist dir dieser Spruch schon einmal begegnet. Er kommt nicht von ungefähr. Gerade wenn man sich niedergeschlagen fühlt, die Energie für den stressigen Alltag fehlt, Lustlosigkeit an der Tagesordnung ist und man vielleicht sogar den Mut verloren hat, dann sind Bitterstoffe angezeigt. Sie sind ein wirkliches Lebenselixier aus der Natur, das wir leider aus unserem Alltag und unserem Speiseplan gestrichen haben. Das war wohl einer der größten Fehler unserer Generationen, aber langsam kommt ein Bewusstsein für das »Bittere« zurück.

Das Wesentliche ist, dass Bitteres unsere Säfte, vor allem die Magen- und Verdauungssäfte, wieder richtig fließen lässt. Das freut unseren Darm, unser Immunsystem – und wenn es hier stimmt, dann stimmt uns das schon mal glücklich. Es gibt Studien, die sogar zeigen, dass sich mit Bitterstoffen Verbesserungen bei Patienten mit depressiven Störungen erreichen lassen. Bitteres Essen kann daher umso leichter unseren Alltag und unser Lebensgefühl aufwerten.

## DER BITTERE GESCHMACK

Die Krux an der Geschichte: Du musst das Bittere schmecken. Deine Geschmacksrezeptoren im Mund müssen das Bittere wahrnehmen. Erst dann wird nämlich ein Signal an dein Gehirn, an den Nervus vagus, den Nerv der Ruhe, geschickt. Und dieser Nerv freut sich riesig über dieses Signal und kann bestärkt seiner Arbeit angehen: dir Ruhe und Erholung zu schenken.

Mach mal einen kleinen Test, wenn du vor schwierigen Entscheidungen stehst oder mehr Konzentration für das Hier und Jetzt benötigst: Iss etwas Bitteres und warte, was dir deine Gedanken plötzlich an Ratschlägen geben. Die Ruhe,

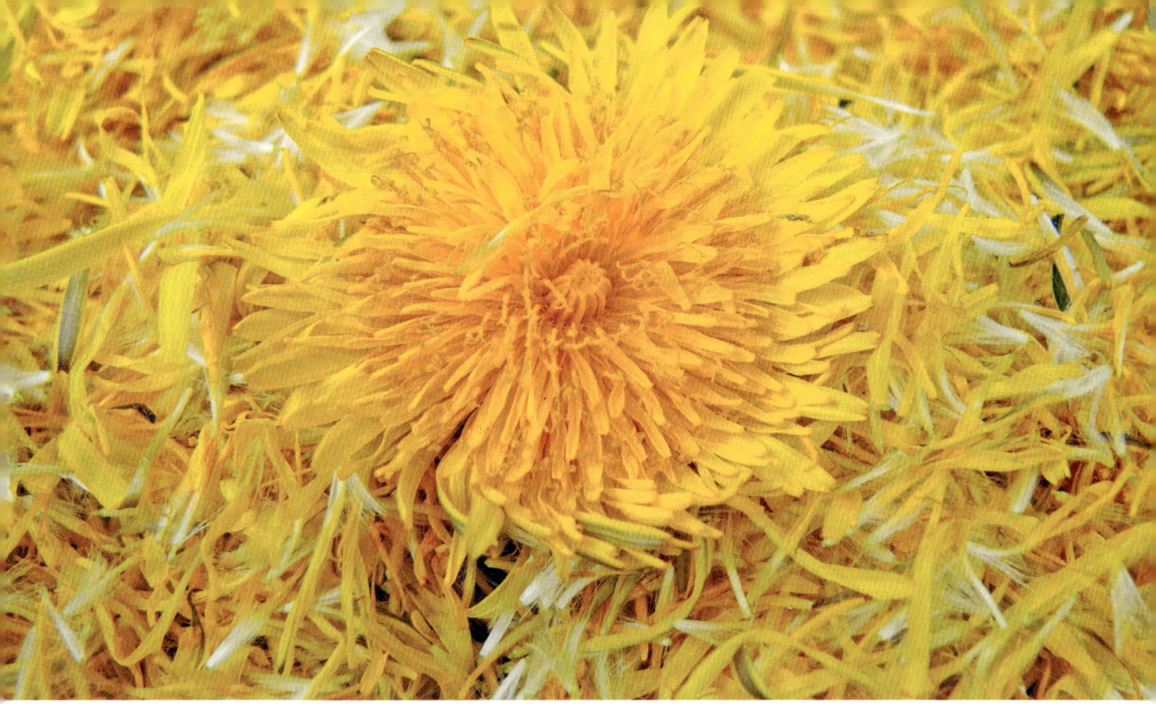

die sich in deinem Körper dadurch ausbreitet, macht dich oft auch ganz schnell klarer. Auch die weiteren positiven Effekte, die Bitterstoffe auf die Gesundheit haben, sind die Sache wert: Bitter entgiftet, stärkt das Immunsystem, hemmt den Hunger und die Lust auf Süßes und, und, und …

## BITTER AUS DER NATUR

In der Natur finden sich wunderbare Kräuter, die uns Bitterstoffe schenken, denn meistens bekommst du im Lebensmittelhandel nur noch Produkte, aus denen das Bittere herausgezüchtet wurde. Hol dir doch mal ein Löwenzahnblatt und kau darauf herum. Du wirst sofort merken, wie sich der bittere Geschmack ausbreitet. Du kannst dir Löwenzahnblätter auch in den Salat geben und dich so mit Bitterstoffen versorgen. Einfach, oder? Wenn du noch mehr über Bitterstoffe wissen möchtest, dann schau auch gern in mein erstes Buch *Fräulein Grüns Kräuterwunder*. Da habe ich diese sekundären Pflanzenstoffe neben vielen weiteren Wirkstoffen der Natur anschaulich und mit Tipps versehen beschrieben.

# Fix und fertig für den Einsatz

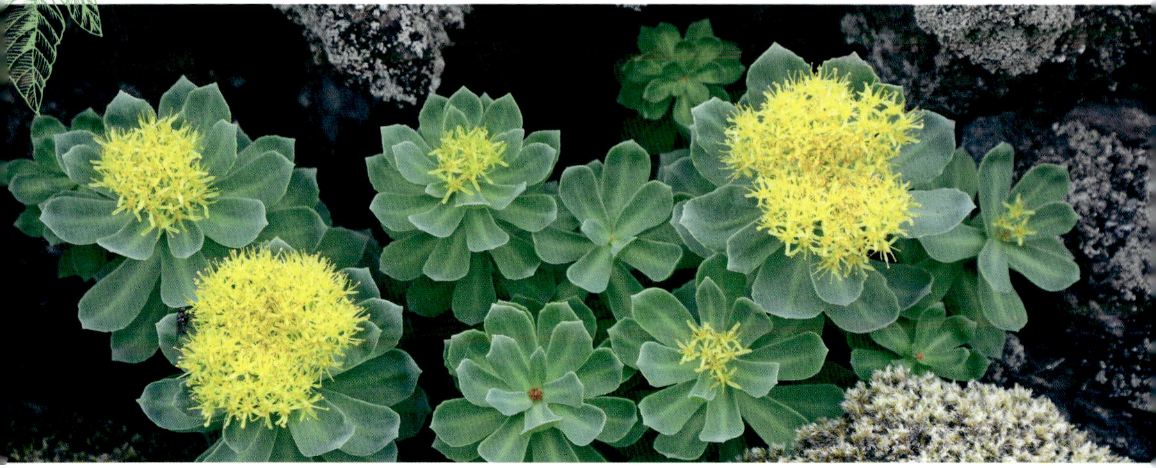

Die Heilpflanzen, die ich dir hier am Schluss noch ans Herz legen möchte, sind zwei, die du kaum selbst sammeln kannst: die Rosenwurz und der Hanf. Aber es gibt hier bereits gute Fertigmittel, die du dir ohne Bedenken in der Apotheke oder im Fachhandel besorgen kannst. Beginnen wir mit der Rosenwurz.

## ROSENWURZ – DER GINSENG DES NORDENS

In der freien Natur an diese Pflanze zu gelangen ist eher schwierig, da die Rosenwurz eine Hochgebirgspflanze ist, deren Wurzeln du ausgraben müsstest. Deshalb solltest du auf standardisierte Präparate zurückgreifen. Auch wenn du vielleicht gerade zum ersten Mal von der Rosenwurz hörst, sie ist seit Jahrhunderten ein beliebtes Heilmittel. Vor allem in Skandinavien, wo die Wikinger für einen klaren Geist und lange Ausdauer die Pflanze vor Kämpfen eingesetzt haben. Und die Russen haben noch in den 1970er-Jahren ihre Sportler und auch die Kosmonauten mit dieser Pflanze versorgt. Das zeigt wohl schon, in welcher Richtung uns die Gebirgspflanze mit ihren fleischigen Blättern unterstützen kann.

### Geheimwaffe gegen das Ausbrennen

Es wäre im Grunde immer besser, es gar nicht so weit kommen zu lassen, dass du dich ausgebrannt, leer und ohne Kraft fühlst. Doch oft hat uns der Alltag mit all seinen Pflichten eben fest im Griff, und kommen dann noch ein paar Unwägbarkeiten hinzu, wird es eng. Wie solche Situationen durchhalten, fokussiert bleiben und sogar noch Leistung bringen? Rosenwurz ist an dieser Stelle eine Geheimwaffe aus der Natur. Studien haben gezeigt, dass die Wurzel der Pflanze eine stresshemmende Wirkung entfalten und dazu noch die Leistungs- und Lernfähigkeit steigern kann. Was die Wikinger also schon vor langer, langer Zeit gewusst haben, kann uns heute mehr denn je unterstützen.

Wenn du in einer außergewöhnlich anstrengenden Phase deines Lebens steckst und etwas brauchst, was dich wieder wach macht und deine Ausdauer in geistiger und körperlicher Hinsicht steigert, dann hol dir ein pflanzliches Präparat der Rosenwurz. Du wirst dadurch auch widerstandsfähiger.

Das soll kein Aufruf zu einer Daueranwendung sein. Denn auch mit pflanzlicher Hilfe: Außergewöhnliche Belastungen mit viel Stress machen auf Dauer jeden Menschen kaputt. Doch für eine Phase kann dir ein Mittel wie die Rosenwurz sehr helfen. Zur Info: Nach acht bis zehn Wochen Einnahme solltest du eine ebenso lange Pause machen – und dann eventuell eine zweite Runde starten. Und da Schlaf ja die beste Regeneration für den Körper ist, nimm die Rosenwurz nur vormittags ein, sonst hält sie dich durch ihre anregende Wirkung nachts wach.

## HANF – OHNE RAUSCH ZUR RUHE

Wer mich und meine Arbeit kennt, weiß, dass ich die Pflanzen immer als Gesamtkunstwerk betrachte. Mir liegt es am Herzen, dass du verstehst, dass eine Pflanze gerade durch ihre vielen Inhaltsstoffe und die sich daraus ergebende Synergie für uns so wertvoll und gut verträglich ist. Gerade beim Hanf aber wurde bisher primär ein einziger Wirkstoff ins Auge gefasst: THC (Tetrahydrocannabinol), das berauschend wirkt und die Pflanze immer wieder mit rechtlichen

Übertretungen in Verbindung gebracht hat. Hier möchte ich dir einen weiteren Inhaltsstoff ans Herz legen: CBD (Cannabidiol). Es stammt ebenfalls aus der Hanfpflanze und macht nicht »high«. CBD rückt immer mehr in das Interesse von Medizin und Wissenschaft, denn neben der stark schmerzlindernden Wirkung wirken Produkte mit CBD wie das Öl stärkend auf unsere Psyche.

## Eine der ältesten Kulturpflanzen unserer Geschichte

So umstritten die Cannabispflanze ist, so vielseitig ist sie auch. Und sie wurde immer schon genutzt: für Kleidung, das Bauen und die Ernährung. Für Seile, Stoffe und Papier. Der Einsatz und die Fähigkeiten des Hanfes suchen ihresgleichen. Und dann kommt natürlich noch der gesundheitliche Aspekt hinzu, wie die stark schmerzlindernde und entzündungshemmende Wirkung, um nur zwei zu nennen. Aber natürlich hat Cannabis auch seine berauschende Seite, warum es in manchen Ländern unter das Betäubungsmittelgesetz fällt. Dennoch gibt es bei uns am Markt ein langsames Rückbesinnen auf die vielfältigen Möglichkeiten, die ohne das berauschende THC auskommen. Hanföl, Hanfsamen oder Hanfmilch halten Einzug in unsere Küchen, und das schon erwähnte CBD-Öl ist bereits bei vielen Menschen im Einsatz. Und genau auf dieses CBD-Öl möchte ich dich hinweisen.

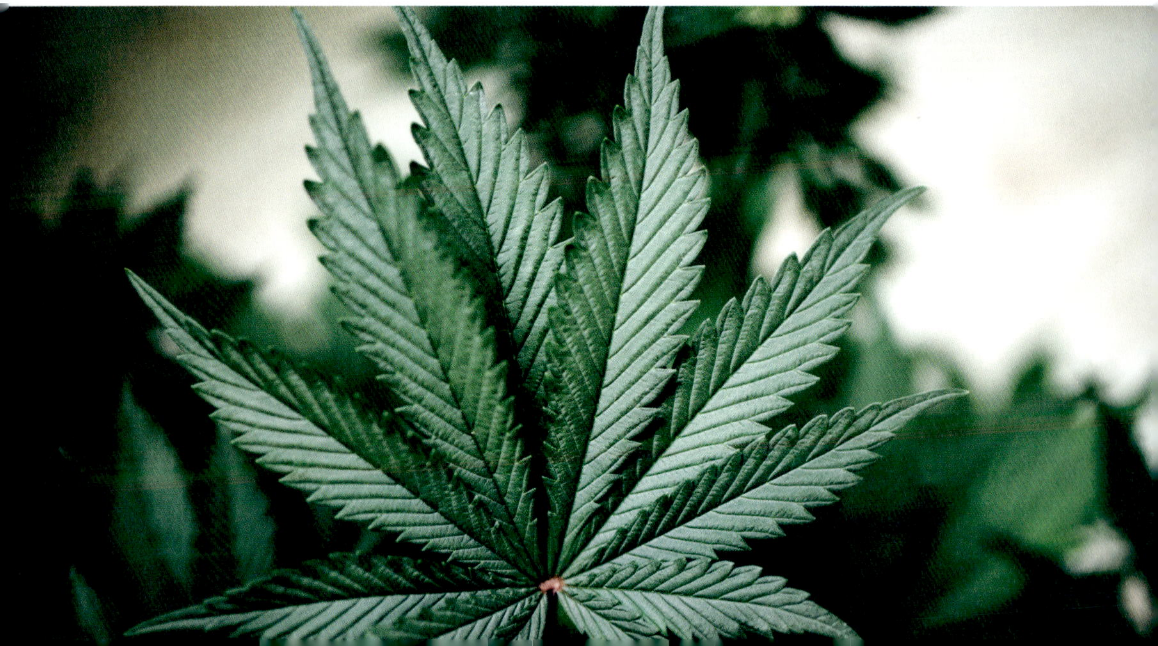

## CBD-Öl: Was du wissen solltest

Das CBD-Öl wird meist aus einer Hanfpflanze gewonnen, die bereits so gezüchtet wurde, dass sie kaum THC enthält. Dieser Gehalt liegt meist bei 0,2 Prozent, je nach Land und gesetzlicher Regelung. Damit du auf Nummer sicher gehen kannst, ein hochwertiges CBD-Öl zu bekommen, halte dich an Apotheken oder den Fachhandel wie CBD-Shops. Und Achtung, ich spreche hier nicht vom Hanfsamenöl, das aus den Hanfsamen gepresst und in der Küche eingesetzt wird. Es geht um den Inhaltsstoff CBD und damit das CBD-Öl. Ein feiner, aber wichtiger Unterschied. Das CBD der Hanfpflanze wirkt

- stressreduzierend,
- angstlösend,
- muskelentspannend
- und stimmungsaufhellend.

Gerade ein tiefenentspannter Schlaf ist für Körper und Geist wichtig, und dabei kann dich das richtige CBD-Öl gut unterstützen. Auch im Bereich der Depressionstherapie wird mit dem Wirkstoff bereits fleißig geforscht. CBD-Öle gibt es in unterschiedlichen Konzentrationen. Am besten lässt du dich beraten und tastest dich langsam heran, denn je nach Ziel oder Beschwerde gibt es sicher das ideale Öl für dich. Achte aber auch auf die Dauer der Einnahme, die meist nach sechs Wochen enden sollte. Du musst wie bei jeder Pflanze deinem Körper auch wieder eine Pause gönnen. Wenn du Medikamente einnimmst, ist es ratsam, hierzu Rücksprache zu halten.

Neben dem CBD-Öl gibt es auch schon Hanftee zu kaufen, der auf sanfte Art und Weise entspannt. Vielleicht ist auch dies eine Möglichkeit, dich mit dieser großartigen Pflanze auseinanderzusetzen. Wichtig ist immer die Eigenverantwortung: Informiere dich umfassend, probiere aus, bilde dir deine eigene Meinung und vertraue deinem Gefühl. Damit kommst du immer gut voran.

# Vertrauе auf die grüne Kraft

Es wird sich etwas verändern. Glaub mir. Wenn du zulässt, dass dich dieses Buch ein Stückchen begleiten darf, wirst du merken, wie die Kräuter und die Natur dein Leben verwandeln. Es wird reicher an Ruhemomenten sein und du wirst sie leichter annehmen und genießen können. Der schwierige Schritt ist immer nur der erste. Es braucht den Willen, etwas zu verändern – in deinem Inneren und dadurch dann auch in deinem Leben. Dass du in diesem Buch liest, ist vielleicht sogar schon der erste Schritt in deine neue Wohlfühlrichtung.

Hör nicht auf, dein Leben zu dem Leben zu machen, das dir Freude, Ausgeglichenheit und Erholung schenkt. Denn das alles hast du verdient. Die Kräuter und Heilpflanzen können dich dabei so wundervoll unterstützen. Lass dich von ihnen in eine positive Stimmung, in eine rundum gute Ausrichtung im Leben ziehen. Deine optimistische und freudige Art trägt den größten Teil zu deinem Wohlbefinden bei. Entwickle also ein solches Wesen – die Natur wird dich dazu anleiten, denn sie kann dein wahres Wesen hervorholen, auch wenn es vielleicht lange unter Alltagssorgen und zu viel Druck verborgen war.

Wie auch immer gerade deine Lebensumstände sind, ich wünsche dir, dass du mit den Kräutern, Heilpflanzen und der Natur eine wunderbare Beziehung eingehst. Wir sind Natur. Es ist deine Natur, hinauszugehen und dich mit Pflanzen und der grünen Kraft zu versorgen. Sie sind immer für dich da. Mit ihnen kannst du dich stärken oder weiterhin stark bleiben. Geh hinaus, entdecke, was dich ausmacht, und genieße das Natürliche um dich herum. Es beginnt direkt vor deiner Haustür, aber vor allem auch in deinem Inneren.

Alles Liebe und viel grünes Glück!

*Karina*

# Danksagung

Ich hoffe, du hast in diesem meinem Herzensbuch gesehen, wie wunderbar ausgewählte Kräuter und Heilpflanzen unser Wohlbefinden stärken können. Aber eines kennst du natürlich auch und das sollte niemals vergessen werden. Vor allem die Menschen um uns herum sind es, die jeden Tag schöner und lebenswerter machen, wenn sie uns unterstützen und uns auch an schlechten Tagen zur Seite stehen. Sie sind ein wirkliches Lebenselixier. Daher möchte ich hier einmal Danke sagen, denn dass ich als Fräulein Grün und als Karina da bin, wo ich heute bin, habe ich ganz besonderen Menschen zu verdanken. Allen voran meiner großen Liebe Tareq. Du hast mir einen neuen Weg gezeigt, du motivierst mich, schenkst mir noch mehr Kreativität und bist mein Ruhepol und mein Ort der Sicherheit. Danke für jeden einzelnen Moment mit dir und für die vielen, die noch folgen werden.

Meine Eltern Angelika und Vicky, die, egal welche Ideen ich in meinem Leben schon hatte, immer gesagt haben: »Du schaffst alles, was du willst, und wir stehen immer an deiner Seite.« Ohne eure offene und fördernde Art wäre ich niemals der Freigeist geworden, als der ich mir heute dieses Leben ermögliche. Danke an meine Familie und meine Cousins in Oberösterreich und in Alaska, die immer stolz sind auf das, was ich mache, und immer gespannt auf das, was noch kommen wird. Danke auch an meine Herzensfreunde, die für mich ebenfalls Familie sind und mich schon vor meinem Weg als Fräulein Grün begleitet und unterstützt haben. Freunde sind für mich Menschen, die in jeder Sekunde ein offenes Ohr für mich haben und mit denen ich vor allem viele, viele Stunden voller Spaß und lautem Lachen erleben durfte und bestimmt noch erleben werde. Ich danke euch: Steffi, Simon, Nina, Geli & Stefan.

# Ein paar Buchempfehlungen

Nancy Arrowsmith: *Herbarium Magicum*. Allegria 2007

Clemens G. Arvay: *Der Biophilia-Effekt. Heilung aus dem Wald*. edition a 2015

Ursel Bühring: *Praxis-Lehrbuch Heilpflanzenkunde. Grundlagen – Anwendung – Therapie*. Haug 2014

Heidi Friedberger, Siegried Kober, Pater Johannes Pausch, Verena Reisinger: *Spirituelle Pflanzenheilkunde*. AfN. Akademie für Naturheilkunde GmbH, Januar 2018

Nicolas Guéguen, Sébastien Meineri: *Natur für die Seele*. Springer Spektrum 2013

Siegrid Hirsch, Felix Grünberger: *Die Kräuter in meinem Garten*. Freya 2014

Bas Kast: *Wie der Bauch dem Kopf beim Denken hilft*. Fischer 2009

Richard Louv: *Das Prinzip Natur*. Beltz 2012

Yoshifumi Miyazaki: *Shinrin Yoku – Heilsames Waldbaden*. Irisiana 2018

Olaf Rippe, Margret Madjesky: *Traditionelle Heilpflanzenkunde und Phytotherapie*. AT Verlag 2018

Eva Robild: *Grüne Pausen für die Seele*. Trias 2018

Bernadette Schwienbacher: *Heilkräuter für die Seele*. Integral 2018

# Karina Reichl – Wiese, Wald und Wunder mit Fräulein Grün

Meine Leidenschaft und mein Leben sind Kräuter und Pflanzen. Vor allem die, die direkt vor unserer Haustür wachsen. Mein Wunsch ist es, anderen Menschen mitzugeben, wie einfach und bereichernd es ist, die Natur ins eigene Leben zu bringen. Das mache ich als Autorin, aber auch bei Kräuter-Onlinekursen sowie im »echten Leben« bei zahlreichen Kräuterworkshops, Kräuterwanderungen, als Referentin und bei Vorträgen im deutschsprachigen Raum, in meiner Fräulein-Grün-Praxis. Außerdem schreibe ich auf meinem Blog www.fräuleingrün.at. Ich veröffentliche jede Woche ein Rezept mit Kräutern und Heilpflanzen, um dir Anregungen und Infos mitzugeben. Wenn du also noch mehr über Pflanzen, ihre Heilwirkungen und Einsatzmöglichkeiten in unserem Leben wissen möchtest, dann würde ich mich freuen, wenn du dir meine Angebote anschaust. Viele Infos zum Einsatz von Kräutern und Heilpflanzen findest du auch in meinen Büchern.

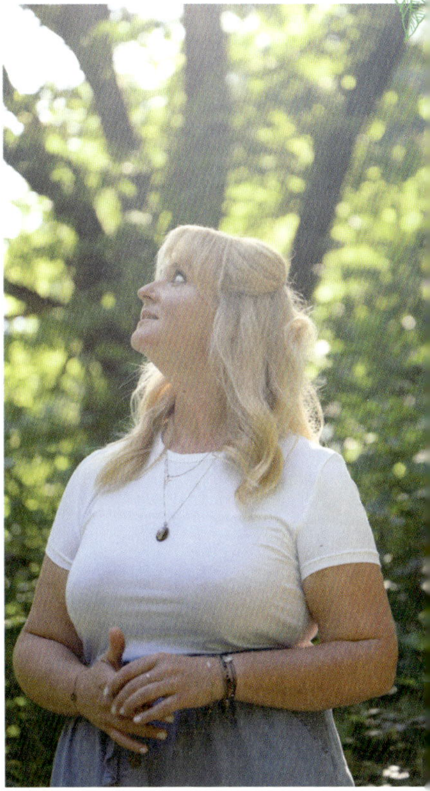

## MEINE AUSBILDUNGEN

2016 – Ausbildung zur diplomierten Praktikerin der TEH (Traditionelle Europäische Heilkunde)

2017 – Aufbauausbildung – TEH-Naturapotheke

2018 – Aufbauseminar für Naturwanderungen – »Biophilia – Der Heilungscode der Natur« bei Clemens G. Arvay

2018 – Waldpädagogin i. A.

2019 – Grundausbildung zur diplomierten Bachblüten-Beraterin

2019 – Ausbildung Meisterkräuter-Therapie

2021 – Diplomierte Bachblüten-Beraterin

## MEINE BÜCHER

*Fräulein Grüns Kräuterwunder. Entspannt, geerdet und gesund mit der Kraft der Natur.* Integral 2019

*Fräulein Grüns Geschenke aus der Natur.* Servus 2020

*Fräulein Grüns Kräuterjahr 2022* (Taschenkalender). Ludwig 2021

*Fräulein Grüns Wohlfühlkräuter-Karten.* Königsfurt 2021

## INFOS, REZEPTE UND VIELES MEHR

Kräuterrezepte sowie die Kräuter-Onlinekurse, die Termine zu den Kräuterwanderungen, Kräuterworkshops und vieles mehr findest du unter *www.fräuleingrün.at*

FRÄULEIN Grün

## RADIO GRÜN

*Radio Grün* ist die erste und einzige Plattform, auf der sich alles rund um die Themen Kräuter, Heilpflanzen, Natur sowie ein »grüneres« und gesünderes Leben dreht. Ein Radio, das viel Wissen und Praktisches für das alltägliche Leben teilt.

Radio Grün ist so vielfältig wie seine Hörer: Musik, Wissen, Unterhaltung und Entspannung – und alles in seiner natürlichsten Form.

Experten aus den unterschiedlichsten Bereichen teilen in zahlreichen Sendungen ihr Wissen und ihre Geheimnisse. Von Kräuterwissen, ganzheitlicher Gesundheit und mentalen Übungen über das tägliche Horoskop bis hin zu wilder Kräuterküche und Naturkosmetik: Radio Grün öffnet die Tür zur Schule der Natur.

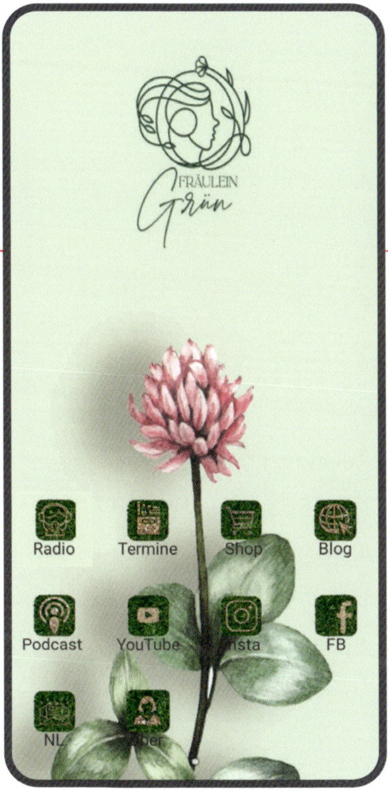


**Empfangen werden kann Radio Grün über die kostenlose Fräulein Grün App (für Android und iOS) oder über den Radio Grün Player auf der Startseite von www.fräuleingrün.at**

## FRÄULEIN GRÜN APP

Die Fräulein Grün App bietet die ganze Welt von Fräulein Grün an einem Ort. Gebündeltes Kräuter- und Naturwissen, dazu der direkte Weg zu all den neuen Kräuterrezepten im Blog, zum Podcast »Wiese, Wald & Wunder«, allen Fräulein Grün-Terminen, zahlreichen Blicken hinter die Kulissen der Fräulein Grün-Welt u.v.m.

# Impressum

Die in diesem Buch vorgestellten Informationen und Empfehlungen sind nach bestem Wissen und Gewissen geprüft. Dennoch übernehmen die Autorin und der Verlag keinerlei Haftung für Schäden irgendwelcher Art, die sich direkt oder indirekt aus dem Gebrauch der hier beschriebenen Anwendungen ergeben. Bitte nehmen Sie im Zweifelsfall bzw. bei ernsthaften Beschwerden immer professionelle Diagnose und Therapie durch ärztliche oder naturheilkundliche Hilfe in Anspruch.

Sollte diese Publikation Links auf Webseiten Dritter enthalten, so übernehmen wir für deren Inhalte keine Haftung, da wir uns diese nicht zu eigen machen, sondern lediglich auf deren Stand zum Zeitpunkt der Erstveröffentlichung verweisen.

FSC www.fsc.org MIX Papier aus verantwortungsvollen Quellen FSC® C010328

Verlagsgruppe Random House FSC® N001967

Erste Auflage 2021

Vermittelt von Stefan Linde
Redaktion: Dr. Diane Zilliges
Umschlaggestaltung: Guter Punkt, München,
unter Verwendung von Fotos von © Barbara Ziegelböck (Autorenporträt),
© Karina Reichl sowie eines Motivs von © Galyna_P / gettyimages
Layout und Satz: Claudia Castiglione, Guter Punkt, München
Druck und Bindung: Alföldi, Debrecen
Printed in Hungary
ISBN 978-3-7787-9305-3

# BILDNACHWEIS

© Barbara Ziegelböck: Fotos S. 9, 33, 155.

© Karina Reichl: Fotos S. 10, 15, 19, 22, 26, 30, 38, 41, 43, 51, 53, 59, 61, 62, 64, 67, 68, 70, 75, 76, 78, 83, 85, 86, 88, 91, 93, 94, 99, 100, 102, 107, 108, 110, 115, 116, 117, 118, 123, 124, 130, 137, 138, 140, 147, 157.

© Zoya2222/gettyimages: Foto S. 36; © marilyna/gettyimages: Foto S. 44; © PhotoAllel/gettyimages: Foto S. 46; © Kotkoa/gettyimages: Foto S. 49; © seven75/gettyimages: Foto S. 54; © OlgaMiltsova/gettyimages: Foto S. 55; © wmaster890/gettyimages: Foto S. 73; © Solstizia/gettyimages: Foto S. 80; © Halfpoint/gettyimages: Foto S. 101; © rudchenko/gettyimages: Foto S. 104; © marrakeshh/gettyimages: Foto S. 109; © Mariia Meltsaeva/gettyimages: Foto S. 113; © el_clicks/gettyimages: Foto S. 120; © Oleksandr Yuchynskyi/gettyimages: Foto S. 126; © Bonnie McCann/gettyimages: Foto S. 132; © KathyKafka/gettyimages: Foto S. 134; © AGfoto/gettyimages: Foto S. 143; © tenkende/gettyimages: Foto S. 144; © amberto4ka/gettyimages: Foto S. 145; © renatehenkel /AdobeStock: Foto S. 148; © Yarygin/gettyimages: Foto S. 150

© Galyna_P/gettyimages: Illustrationen S. 4, 5, 7, 11, 12, 16, 25, 27, 35, 40, 45, 46, 54, 62, 70, 77, 78, 86, 94, 96, 102, 105, 110, 118, 126, 132, 141, 142, 146, 148, 152, 153, 154, 155, 158.

# Natürlich und bewusst leben mit der wunderbaren Kraft der Kräuter

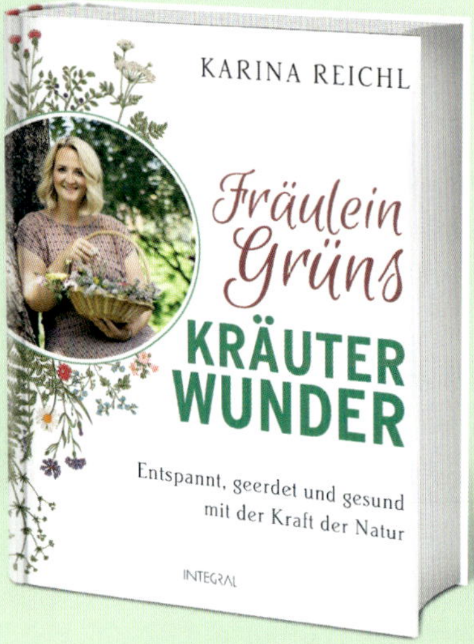


KARINA REICHL
Fräulein Grüns Kräuterwunder
240 Seiten, mit 50 Farbfotos
ISBN 978-3-7787-9288-9
INTEGRAL

# Die Wohlfühlkräuter-Karten von Fräulein Grün

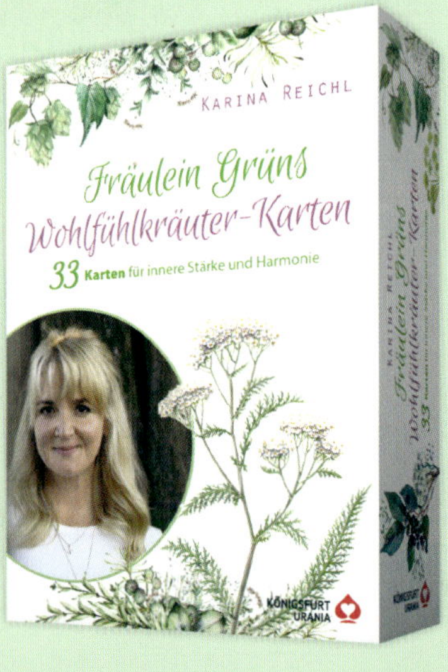


KARINA REICHL
Fräulein Grüns Wohlfühlkräuter-Karten
33 Karten mit Booklet (140 Seiten)
ISBN 978-3-86826-781-5
KÖNIGSFURT URANIA